カラー写真で学ぶ

# 機能解剖学に基づく手技療法

竹内義享 著

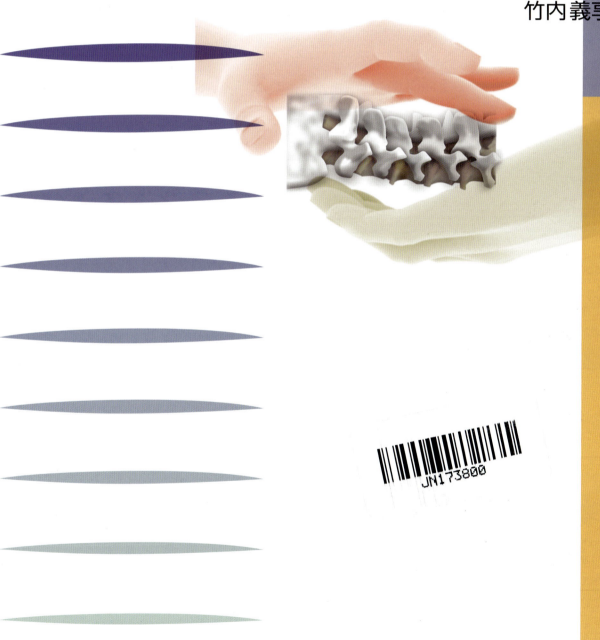

医歯薬出版株式会社

This book was originally published in Japanese
under the title of :

KINOU KAIBOUGAKU-NI MOTOZUKU SHUGI RYOUHOU
(Manual therapy based on the functional anatomy)

TAKEUCHI, Yoshitaka
    Former Professor,
    Meiji University of Integrative Medicine

© 2016 1st ed.

ISHIYAKU PUBLISHERS, INC.
    7-10, Honkomagome 1 chome, Bunkyo-ku,
    Tokyo 113-8612, Japan

# はじめに

　現在まで運動器の基礎知識として「運動機能検査法（南江堂）：2005」,「四肢関節の触診法（医歯薬出版）：2007」,「骨・関節の機能解剖（医歯薬出版）：2009」を, 一方, 臨床に関わるものとして「四肢関節のキャスト法（医歯薬出版）：2004」, 中国古来から伝わる骨折・脱臼の整復術の訳本として帝京大学医学部整形外科教授（当時）松下隆先生とともに著した「骨折徒手整復術（南江堂）：2005」,「上肢骨折の保存療法（医歯薬出版）：2005」,「運動器疾患のみかたと保存的治療（医歯薬出版）：2008」,「実践スポーツ障害のみかた上肢編・下肢編（医歯薬出版）：2011」,「骨折・脱臼の保存療法（南江堂）：2012」等を出版させていただきました. 即ち, 運動器疾患の保存療法に焦点を絞って進めてきたのであります.

　個人的には鍼灸師・柔道整復師・理学療法士の立場から総合病院, 整形外科病院で勤務, 個人開業, さらに医科大学（現：福井大学医学部）での研究, 大学での教育・研究を通して保存療法を広く俯瞰できたと思っております. 医療が急速に進歩しているわが国においても運動器疾患の基本は保存療法と捉えており, 今後もその立場は変わらないと思っております.

　本書はまさに運動器の機能障害に対する"手技療法"を機能解剖学的立場から紹介したものであり, まさに病態評価の可能な方が読まれることを望んでおります. 推測された病態から手技に至る臨床直結型の流れを目指したつもりであります. ただし, 本書はあくまでも基礎編として書かれたものであり, この先は皆さんが独自に様々な手技を創りあげて頂ければと期待しております.

　ここで2点ばかりご了解いただきたいことがございます.

　1点は, 本書で紹介しました手技の中には疫学的データに裏付けされていないものが含まれております. 即ち, 個人的に経験してきた手技, あるいは機能解剖学的に妥当と考えられる手技, さらに臨床経験から良い結果が得られた手技が含まれております. その理由は, 一つの病態に用いられる手技は固定化されたものではなく様々な考え方が可能であること, そして治療結果がデータ化できないこと, 客観的評価は極めて困難な作業を伴うことが挙げられます.

　2点目は, 手技の詳細を写真や文章で伝えることは不可能であり, 皆さんに手技のノウハウがどの程度正確に伝わるかは全く分かりません. 願わくば本書に示した"手技"が正しく用いられて治療成績が上がることを希望するのみであります. "手技"の効果については皆さん方がデータを集めてご検討いただければ幸いです.

　最後になりましたが, 本書で用いた実技写真の撮影におきまして全面的ご協力を頂きました柔道整復師の斉藤和利氏, 東谷孝一氏, 堂前泰彦氏, 浅田茂信氏, 中宮肇氏, 斉藤豪氏, ならびに写真のモデルを快く引き受けて頂きました理学療法士の上田翔子さん（吉水整形外科）, 西端未歩さん（木村病院）に心から感謝申し上げます. また, 本書の出版にご協力いただきました医歯薬出版の関係各位に心よりお礼申し上げます.

竹内義享

# 目 次

## 総 論

医療の現状 ······················································································· 1

"手技療法"＝徒手による治療手段とは ······························· 1

手技療法のメリット ··········································································· 2

"手技療法"のとらえかた ································································· 3

　関節の基本的動き ··········································································· 4

　関節へのアプローチ　関節の形状から ··································· 5

　手技における ROM と MMT の意義 ·········································· 5

　肩関節における 1st，2nd，3rd 肢位での ROM・MMT の意義 ····· 6

　手技に直結する評価の必要性 ····················································· 6

筋膜の役割 ························································································· 7

筋・腱の作用と加齢 ········································································· 8

## 触診の技術

脊柱の触診 ························································································· 9

　理解を必要とするキーワード／9　正確な触知とその応用／9

仙腸関節の触診 ················································································· 10

　理解を必要とするキーワード／10　正確な触知とその応用／11

肩関節の触診 ····················································································· 12

　理解を必要とするキーワード／12　正確な触知とその応用／13

肘関節と前腕部の触診 ····································································· 14

　理解を必要とするキーワード／14　正確な触知とその応用／15

手関節と手部の触診 ········································································· 16

　理解を必要とするキーワード／16　正確な触知とその応用／17

股関節の触診 ····················································································· 18

　理解を必要とするキーワード／18　正確な触知とその応用／18

膝関節の触診 ····················································································· 19

　理解を必要とするキーワード／19　正確な触知とその応用／20

足関節と足部の触診 ········································································· 20

　理解を必要とするキーワード／20　正確な触知とその応用／21

肩関節に関わる筋の注意すべき作用 ············································· 22

　棘上筋／棘下筋／肩甲下筋／僧帽筋下部線維／広背筋／烏口腕筋／小胸筋／上腕二頭筋長頭腱／

— iv —

前鋸筋／肩甲挙筋／三角筋後部線維

## 股関節に関わる筋の注意すべき作用 ............................................................................................ 23
腸腰筋／大腿四頭筋／縫工筋／薄筋／大腿筋膜張筋／大殿筋／中殿筋／ハムストリングス／
外旋6筋／内転筋群

## 体幹に関わる筋の注意すべき作用 ................................................................................................ 24
外腹斜筋／内腹斜筋／腹横筋／腰方形筋／多裂筋／腹直筋

# 肩関節

| 挙上制限の手技1 | 肩甲上腕関節への介入 | 25 |
| 挙上（・外旋）制限の手技2 | （特に，関節内圧に原因がある）肩甲下滑液包への介入 | 26 |
| 挙上（・外旋）制限の手技3 | （特に，関節内圧に原因がある）肩甲下筋短縮へのストレッチ介入 | 27 |
| 挙上（・外旋）制限の手技4 | 胸鎖関節への介入 | 28 |
| 挙上（・外旋）制限の手技5 | 肩鎖関節への介入 | 29 |
| 挙上（・外旋）制限の手技6 | 肩関節前方構成体への介入 | 30 |
| 挙上（・外旋）制限の手技7 | 腋窩腔短縮への介入 | 31 |
| 肩甲骨挙上の手技1 | （特に，肩甲骨の下方回旋をともなう）肩甲挙筋短縮へのストレッチ介入 | 32 |
| 肩甲骨挙上の手技2 | （特に，肩甲骨の下方回旋をともなう）僧帽筋（下部線維）筋力低下への介入 | 33 |
| 肩甲骨挙上の手技3 | （特に，肩甲骨の前傾をともなう）小胸筋短縮へのストレッチ介入 | 34 |
| 肩甲骨外方移動の手技1 | 僧帽筋中部・下部線維の筋力低下への介入 | 35 |
| 肩甲骨外方移動の手技2 | 棘下筋・小円筋短縮へのストレッチ介入 | 36 |
| 肩甲骨上方回旋障害の手技1 | 僧帽筋下部線維の筋力低下への介入 | 37 |
| 肩甲骨上方回旋障害の手技2 | 前鋸筋筋力低下への介入 | 38 |
| 肩甲上腕関節での外転障害の手技1 | 肩峰骨頭間距離（AHI）狭小化への介入 | 39 |
| 肩甲上腕関節での外転障害の手技2 | 肩峰骨頭間距離（AHI）狭小化への自動運動の介入 | 40 |
| 肩峰下インピンジメントの手技1 | 大結節への介入① | 41 |
| 肩峰下インピンジメントの手技2 | 大結節への介入②プーリー使用の応用 | 42 |
| 肩峰下インピンジメントの手技3 | 肩甲骨への介入 | 43 |
| 肩峰下インピンジメントの手技4 | 上腕骨頭への介入 | 44 |
| インターナルインピンジメントの手技1 | 上腕骨頭と前方構成体への介入 | 45 |
| インターナルインピンジメントの手技2 | 関節後方構成体へのストレッチ介入 | 46 |
| インターナルインピンジメントの手技3 | 肩甲下筋への介入 | 47 |
| "肘下がり"の手技 | 広背筋短縮へのストレッチ介入 | 48 |
| 斜角筋症候群の手技1 | 前斜角筋と第1肋椎関節への介入 | 49 |
| 斜角筋症候群の手技2 | 前・中斜角筋への介入 | 50 |
| 斜角筋症候群の手技3 | 後斜角筋と第2肋椎関節への介入 | 51 |

# 肘関節

| | |
|---|---|
| 屈曲制限の手技 1　腕尺関節への介入① | 52 |
| 屈曲制限の手技 2　腕尺関節への介入② | 53 |
| 伸展制限の手技　腕尺関節への介入 | 54 |
| 回内制限の手技　近位・遠位橈尺関節への介入 | 55 |
| 回外制限の手技　近位・遠位橈尺関節への介入 | 56 |
| 外側上顆炎の手技 1　前腕伸筋共同腱すべりへの介入 | 57 |
| 外側上顆炎の手技 2　橈骨頭への介入 | 58 |
| 外側上顆炎の手技 3　腕尺関節に対する介入 | 59 |
| 外側上顆炎の手技 4　前腕伸筋共同腱へのストレッチ介入 | 60 |
| 内側上顆炎の手技 1　前腕屈筋腱へのすべりの介入 | 61 |
| 内側上顆炎の手技 2　前腕屈筋共同腱へのストレッチ介入 | 62 |
| 内側上顆炎の手技 3　腕尺関節への介入 | 63 |

# 手関節

| | |
|---|---|
| 背屈制限の手技 1　橈骨手根関節への介入 | 64 |
| 背屈制限の手技 2　手根中央関節への介入 | 65 |
| 背屈制限の手技 3　遠位橈尺関節への介入 | 66 |
| 掌屈制限の手技　橈骨手根関節への介入 | 67 |
| 母指の橈側外転制限の手技　第 1 手根中手関節への介入 | 68 |
| 母指の掌側外転制限の手技　第 1 手根中手関節への介入 | 69 |
| 母指（コンパートメント I）の痛みの手技 1<br>　　（いわゆる，狭窄性腱鞘炎）第 1 手根中手関節への介入 | 70 |
| 母指（コンパートメント I）の痛みの手技 2　（いわゆる，狭窄性腱鞘炎）舟状骨への介入 | 71 |
| 母指（コンパートメント I）の痛みの手技 3<br>　　（いわゆる，狭窄性腱鞘炎）長母指外転筋・短母指伸筋への圧迫介入 | 72 |
| 母指（コンパートメント I）の痛みの手技 4<br>　　（いわゆる，狭窄性腱鞘炎）長母指外転筋・短母指伸筋ストレッチの介入 | 73 |
| 円回内筋症候群の手技　円回内筋への介入 | 74 |
| 手根管症候群の手技 1　手根骨への介入 | 75 |
| 手根管症候群の手技 2　屈筋支帯への介入 | 76 |
| ギヨン管症候群の手技　ギヨン管への介入 | 77 |
| MP 関節のロッキングの手技　MP 関節副靱帯への介入 | 78 |
| DIP 関節 ヘバーデン結節の手技　DIP 関節への介入 | 79 |

## 股関節

鼠径靱帯の手技 （特に，鼠径靱帯の硬さにともなう）鼠径靱帯への介入 ……………………… 80

屈曲制限への手技 1 （鼠径部痛をともなう場合も含む）骨頭のすべり障害への介入 …………… 81

屈曲制限への手技 2 （鼠径部痛をともなう場合も含む）骨盤前傾減少への介入 ……………… 82

屈曲制限への手技 3 仙腸関節機能異常への介入 …………………………………………………… 83

屈曲制限への手技 4 （特に，筋短縮にともなう）外旋 6 筋の短縮への介入 ………………… 84

外転障害への手技 1 大腿骨頭すべり障害への介入 ………………………………………………… 85

外転障害への手技 2 （特に，筋力低下にともなう）中殿筋力低下への介入 ………………… 86

## 膝関節

屈曲制限への手技 1 膝蓋骨への介入 ………………………………………………………………… 87

屈曲制限への手技 2 大腿脛骨関節への介入 ……………………………………………………… 88

屈曲制限への手技 3 （特に，膝窩筋短縮をともなう）膝窩筋への介入 ……………………… 89

深屈曲制限（屈曲 130°〜）への手技 1 大腿脛骨関節への介入 …………………………… 90

深屈曲制限（屈曲 130°〜）への手技 2 前方構成体への介入 ……………………………… 91

伸展制限への手技 1 膝蓋骨と膝蓋靱帯への介入 ………………………………………………… 92

伸展制限への手技 2 大腿脛骨関節への介入 ……………………………………………………… 93

伸展制限への手技 3 （特に，膝窩部の拘縮をともなう）後外側構成体，前内側構成体への介入 … 94

伸展制限への手技 4 関節包・靱帯への介入 ……………………………………………………… 95

伸展制限への手技 5 （筋力低下にともなう）大内転筋に筋連結する内側広筋への介入 …… 96

伸展制限への手技 6 （骨盤の傾き）骨盤―下肢アライメントからの介入 …………………… 97

分裂膝蓋骨への手技 （特に，有痛性分裂膝蓋骨の場合）外側支持機構への介入 …………… 98

膝蓋下脂肪体炎への手技 膝蓋骨・膝蓋靱帯への介入 ………………………………………… 99

膝窩部痛への手技 1 半膜様筋腱への介入 ………………………………………………………… 100

膝窩部痛への手技 2 膝窩筋腱への介入 …………………………………………………………… 101

膝窩部痛への手技 3 （腓腹筋内側頭の短縮にともなう）腓腹筋内側頭への介入 ………… 102

膝窩部痛への手技 4 大腿脛骨関節（前方すべり障害）への介入 …………………………… 103

鵞足滑液包炎への手技 （特に，薄筋の短縮にともなう）薄筋への介入 …………………… 104

腸脛靱帯炎の手技 1 （特に，腸脛靱帯の短縮にともなう）腸脛靱帯短縮への介入 ……… 105

腸脛靱帯炎の手技 2 （特に，筋連結にともなう）外側広筋・大腿二頭筋への介入 ……… 106

腸脛靱帯炎の手技 3 （特に，アライメント異常にともなう）内反膝と股関節外旋位への介入 ……… 107

腸脛靱帯炎の手技 4 （特に，アライメント異常にともなう）距踵関節と内反膝，足底への介入 ………… 108

膝関節前方痛（AKP）の手技 1 膝蓋骨への介入① ………………………………………… 109

膝関節前方痛（AKP）の手技 2 膝蓋骨への介入② ………………………………………… 110

内反膝の手技 1 （筋力低下にともなう）内反を助長する筋への介入 ……………………… 111

内反膝の手技 2 （特に，後外側構成体の短縮にともなう）後外側構成体への介入 ……… 112

内反膝の手技 3 （特に，アライメント異常にともなう）下腿踵骨角への介入 …………… 113

## 足関節

背屈障害の手技 1　距骨すべり異常への介入 ································································· 114

背屈障害の手技 2　下腿腓関節機能異常への介入 ····················································· 115

背屈障害の手技 3　（特に，底屈筋短縮にともなう）足関節底屈筋・アキレス腱への介入 ······· 116

背屈障害の手技 4　上腿腓関節機能異常への介入 ····················································· 117

背屈障害の手技 5　（特に，屈筋支帯の短縮にともなう）屈筋支帯機能異常への介入 ········· 118

捻挫の後遺症の手技 1　（特に，筋力低下にともなう）長腓骨筋への介入 ······················· 119

捻挫の後遺症の手技 2　距骨機能異常への介入 ························································· 120

捻挫の後遺症の手技 3　下腿腓関節機能異常への介入 ················································ 121

扁平足の手技 1　距踵関節への介入 ······································································· 122

扁平足の手技 2　舟状骨への介入 ········································································· 123

扁平足の手技 3　（特に，筋力低下にともなう）長腓骨筋・後脛骨筋への介入 ················· 124

外反母趾の手技 1　中足骨（CM 関節）への介入 ······················································· 125

外反母趾の手技 2　中足指節間関節（MP）への介入 ··················································· 126

## 頸椎

後頭骨—第 1 頸椎の手技　後頭骨—第 1 頸椎横突起間の機能異常への介入 ······················ 127

第 1・第 2 頸椎の手技　第 1 頸椎横突起—第 2 頸椎棘突起間の機能異常への介入 ················ 128

後頭骨—第 2 頸椎の手技　後頭骨—第 2 頸椎棘突起間の機能異常への介入 ························· 129

下部頸椎（第 3〜7 頸椎）の手技　（特に，椎間関節機能異常）各椎間関節への介入 ············· 130

第 3〜6 頸椎・全頸椎の手技

　　（筋短縮にともなう）前斜角筋（C4〜6），中斜角筋（C2〜7）へのストレッチ介入 ············ 131

第 5〜7 頸椎・全頸椎の手技　（筋短縮にともなう）後斜角筋（C5〜7）へのストレッチ介入 ········· 132

第 1〜4 頸椎の手技　（筋短縮にともなう）肩甲挙筋への介入 ········································ 133

## 胸椎

肋椎関節の手技 1　（特に，肋骨頭関節，肋横突関節にともなう）上部胸椎への介入 ············· 134

肋椎関節の手技 2　下部胸椎への介入 ····································································· 135

## 腰部

腰痛の手技 1　椎間関節への介入① ········································································ 136

腰痛の手技 2　椎間関節への介入② ········································································ 137

腰痛の手技 3　骨盤操作による椎間関節への介入 ······················································ 138

腰痛の手技 4　前縦靱帯短縮（後弯）除去と椎間板への介入 ········································· 139

腰痛の手技 5　椎間板内圧除去を目的に生理的前弯確保への介入 ···································· 140

**腰痛の手技 6** （特に，初期腰椎後弯にともなう）腰痛後弯可動性への介入 ⋯⋯⋯⋯⋯⋯⋯⋯ 141

**腰痛の手技 7** （特に，筋力低下にともなう）多裂筋，内・外腹斜筋，腹横筋力低下への介入 ⋯⋯⋯⋯ 142

**腰痛の手技 8** （特に，体幹側屈筋にともなう）腰方形筋への介入 ⋯⋯⋯⋯⋯⋯⋯⋯⋯⋯⋯⋯⋯ 143

**腰痛の手技 9** （特に，股関節屈筋短縮にともなう）腸腰筋への介入 ⋯⋯⋯⋯⋯⋯⋯⋯⋯⋯⋯ 144

**腰痛の手技 10** （特に，骨盤の傾斜にともなう）骨盤（inflare）への介入 ⋯⋯⋯⋯⋯⋯⋯⋯⋯ 145

**腰痛の手技 11** 腰仙関節（腰椎―仙椎間関節）への介入 ⋯⋯⋯⋯⋯⋯⋯⋯⋯⋯⋯⋯⋯⋯⋯⋯ 146

**腰痛の手技 12** （特に，足関節底屈筋の弱化にともなう）足関節底屈筋への介入 ⋯⋯⋯⋯⋯⋯⋯ 147


## 仙腸関節

**仙骨への手技 1** 仙骨前傾（Nutation）への介入 ⋯⋯⋯⋯⋯⋯⋯⋯⋯⋯⋯⋯⋯⋯⋯⋯⋯⋯⋯⋯ 148

**仙骨への手技 2** 骨盤前傾と骨盤インフレアへの介入 ⋯⋯⋯⋯⋯⋯⋯⋯⋯⋯⋯⋯⋯⋯⋯⋯⋯⋯ 149

**仙骨への手技 3** 仙骨前傾と多裂筋自動運動の介入 ⋯⋯⋯⋯⋯⋯⋯⋯⋯⋯⋯⋯⋯⋯⋯⋯⋯⋯⋯ 150

**仙骨への手技 4** 骨盤前傾と SLR の改善への介入 ⋯⋯⋯⋯⋯⋯⋯⋯⋯⋯⋯⋯⋯⋯⋯⋯⋯⋯⋯ 151

**仙骨への手技 5** 骨盤後方の梨状筋への介入 ⋯⋯⋯⋯⋯⋯⋯⋯⋯⋯⋯⋯⋯⋯⋯⋯⋯⋯⋯⋯⋯⋯ 152

**仙骨への手技 6** 仙骨後傾（counter-Nutation）への介入 ⋯⋯⋯⋯⋯⋯⋯⋯⋯⋯⋯⋯⋯⋯⋯⋯ 153


参考資料 ⋯⋯⋯⋯⋯⋯⋯⋯⋯⋯⋯⋯⋯⋯⋯⋯⋯⋯⋯⋯⋯⋯⋯⋯⋯⋯⋯⋯⋯⋯⋯⋯⋯⋯⋯⋯ 154


索　引 ⋯⋯⋯⋯⋯⋯⋯⋯⋯⋯⋯⋯⋯⋯⋯⋯⋯⋯⋯⋯⋯⋯⋯⋯⋯⋯⋯⋯⋯⋯⋯⋯⋯⋯⋯⋯⋯ 155

総論

## 医療の現状

### 国民は迷っている
どこにかかればよいのか分からない
痛みの原因を知りたい
医師からは薬と注射を薦められるが

### 変わりつつある日本の医療と医療費削減
今後，医療保健福祉環境の変化は避けられない
（"地域包括ケアシステム"の導入）
* 団塊の世代による超高齢化の到来（2025年ころ）
* 地方の衰退と医療機関の動揺（人口減と高齢化）
* 自立しにくい生活環境と運動量の低下（運動器障害が増える）
* 各家庭での収入減による医療費支出削減の現実化
  ▶ あらゆる年齢で運動器疾患が増加傾向となる可能性
  ▶ 保険枠での治療の限界と実費治療の取り込み（混合診療）

### 考えられる対応策
①現在の医療は高額で高い維持費を要する"機器診断"に重点が置かれており（経営上，止むを得ない一面もある），科学的視点からのコストパフォーマンス評価を取り入れる必要がある．
②"機器診断"に依存しない"人による評価"から"病態推測"を可能とする分野での"専門性"を高める必要がある．

③現代医学はハード医療，一方で，"ソフト医療"としての「人にやさしい分野」を発展させることも重要になる．この分野を担える人材の育成が急務である．
④原価意識の高まりから費用対効果（コストパフォーマンス）が求められており，様々な患者様の要求に応えなければならない．

### 治療者の本音とは
理論武装と患者さんに説明できる治療
納得のできる治療で自信を深めたい
治療手技の質を高めたい

### そのためには
1. 急性・慢性期を問わず，"運動器疾患"を扱う専門家としての自覚とそのための努力を行う．特に，慢性運動器疾患に特化した専門性を高めることが必要といえる．
2. そのためには，痛みの病態を"機能解剖学的な評価から推測する"知識と技術が求められる．
3. さらに，評価から得られた病態に対して"最も適した治療手技"を多角的視点から選別できる判断力が必要といえる．

### 手技療法の専門家とは
運動器の理論（機能解剖学）を理解し，患者さんの病態に沿った治療手技を多角的視点から創りあげることのできる人をいう．
テーラーメイド（tailor made）治療法

## "手技療法"＝徒手による治療手技とは

1. 痛みの原因となる"筋・骨格系の機能異常"を「手技」を用いて治療する方法といえる．
2. 治療時に必要とされる最小限の機器（例えば，固定材料やバンドなど）は用いることもある．一方で，運動療法は"手技療法"とは分野を異にするものである．
3. ただし，治療をより効率的に進める上では，"手

技療法"と"運動療法"は同時並行的に必要とされる．
4. "手技療法"の科学的裏付けは未完成であり，当分は機能解剖学的な視点から妥当と思われる手段を選択する中で疫学的調査を待たなければならない．今後，科学的検証の必要性がある．

## 総論

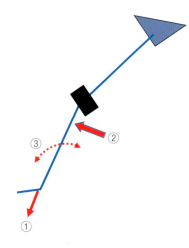

手技療法の具体的紹介

膝の屈曲制限があるケースの手技
①下腿の長軸方向に牽引する．
②脛骨の近位端を前方に滑らせる．
③下腿を内旋する．

機能解剖学的説明
①長軸方向の牽引は，関節裂隙の拡大を行い，さらに関節内圧を陰圧にすることで関節液の環流を促し関節内環境の正常化を図る．
②膝屈曲時，脛骨は前後に滑る必要があり，滑りの不足している方向に他動的滑りを加えることが大切である．
③屈曲時，脛骨の内旋が必須である．

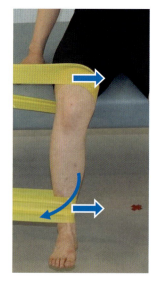

運動療法の具体的紹介

膝の伸展筋力を強化するための理論
　座位で膝関節を伸展する場合，伸展に作用する内側広筋は股関節の内転筋の一つである大内転筋と筋連結を行っていることを理解する．
　であれば，股関節の内転運動に抵抗を加えながら，さらに膝関節の伸展に抵抗を加えることで，その効果は拡大する．

◆手技療法の対象
＊新鮮外傷（骨折・脱臼等）に対する手技
＊慢性運動器疾患に対する手技
＊スポーツ障害に対する手技
＊慰安行為としての手技

◆手技の対象部位
＊関節面，筋・腱，筋膜，靭帯，関節包，皮膚等病態に適した治療部位の選択

◆手技療法の原則
＊クリニカルリーズニング（clinical reasoning）
症状▶病態評価▶部位の特定▶治療手技▶結果の検証▶再評価　を繰り返すことで本来の目的に近づくことができる

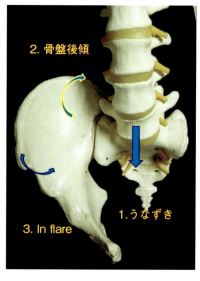

手技の捉え方
　腰部・殿部の不定愁訴に対して仙腸関節にアプローチする場合，仙骨や骨盤の基本的な動きを理解した上で手技を行わなければならない．そのためには，用語の意味を理解する必要がある．

# 手技療法のメリット

　診断機器をなるべく用いずに基本的評価のみで病態把握はどこまで可能なのか．方法の一つに，関連技術を高める，さらに臨床技術に磨きをかけることが挙げられる．そのためには，評価能力と手技技術の質を高める必要があり，その根底には"機能解剖学"がある．

関連技術とは
①評価技術
②病態把握技術
③記録技術
④説明技術
⑤治療技術
⑥病態推論技術

　これらは単に経験だけでは得がたく，機能解剖学の修得と同時に臨床能力の充実が求められる．現在の医学は科学的，すなわちデータを収集した上での確率的評価によって成り立っている．手技療法についてもできるだけ精度の高い評価と臨床推論能力を高めることが重要になる．

手技療法のメリット
①費用が安い
②複雑な検査が必要ない
③安定した結果が期待でき，稀に即効性が期待できる
④治療法が簡易である
⑤安心感・親しみ感が得られる

⑥手術を避けたい場合の選択肢となる
⑦熟練すれば副作用がない
⑧多くの時間を必要としない
⑨熟練により，治療効果は，さらに高まる
⑩個々の病態に沿ったテーラーメイドの治療介入が期待できる

　質の高い手技療法は今後ますます必要になる．

　"運動器の専門家"を目指すには，評価能力とそれに沿った手技の技術を向上させることが不可欠である．

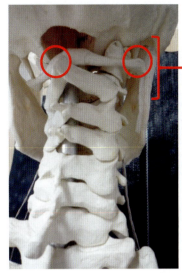

上位頸椎

頸椎の解剖
頸椎はリスクの高い部位であり，暴力的手技は禁忌といえる．図の○は，上位頸椎を構築する第一頸椎（環椎）横突起と第二頸椎（軸椎）棘突起を示す．いずれも触察する上で重要なランドマークとなる．

頸椎の主な動き
1) 屈曲・伸展
2) 側屈
3) 回旋（軸回旋）

## "手技療法"のとらえかた

### 評価の重要性

　**静的視診**：前後からみた体幹，肩関節周囲の特徴（鎖骨，肩甲骨の位置，筋萎縮など）（図上左）

　**動的視診**：前後からみた体幹，肩関節周囲の特徴（鎖骨，肩甲骨の動き，リズムなど）（図上中）

　**静的触診**：視診上で問題ある部位をさらに触って確認する（骨の位置や関節裂隙，筋萎縮の確認）（図上右）

　**動的触診**：視診上で問題ある部位を触りながら自動・他動運動でさらに確認する（図下左）

### ROM MMT 評価

　具体的にROM（図下中），MMT（図下右）を行い，必要に応じて短縮テスト，痛み誘発テストを追加しながら病態推測を行う

　**治療介入**：考えられる病態に適した手技を考え，治療介入を行う

　**臨床推論**：介入結果から，病態に適した手技であったかどうかを検証する

　**再評価**：問題点を抽出して新たにテスト法などの評価を行い，再度，手技を行う

　**臨床推論**：結果から，評価の再検討を行い妥当な手技を加え，一連の過程を繰り返す

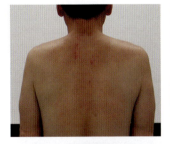
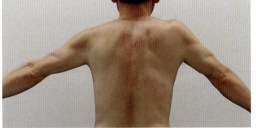
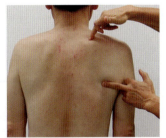
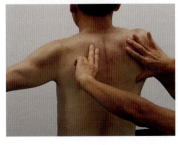
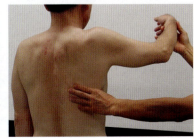
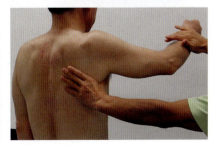

総論

## 手技療法実施時の心得
1) 評価の妥当性を，臨床推論（クリニカルリーズニング）によって確認する．
2) 即ち，手技に根拠があるかどうかをチェックしながら評価と手技を繰り返す．
3) それを患者さんに説明できたか，患者さんの納得が得られたかを確認する．

### 具体例：膝関節の訴え（症状）から病態を推測する

＜訴え＞　　　　　　　　　　　　＜病態の一つとして＞
1. 膝関節（下腿）に外旋制限がある　⇒後外側構成体に短縮・拘縮がある　？？？
2. 膝伸展時に痛みが出る　　　　　⇒脛骨に滑り障害がある　？？？
3. 深く曲げると痛みが出る　　　　⇒膝窩筋や膝窩部組織に伸張性低下，または筋膜の関節内咬み込みがある　？？？

＜治療目的＞
1. 原因と考えられる"病態"に沿った"手技"を検討する．
2. "病態"を除去して"機能改善"を行うことが治癒への近道となる．
3. "機能改善"の結果として"痛み"が除去される．
4. "機能改善"の状態を維持するため，必要に応じて"運動療法"を加える．

## 関節の基本的動き

### 骨運動
動きが目に見える関節運動
いわゆる，屈曲，外転などの外見上から目に見える動きをいう．
骨運動はロボットにみられる平面的動きではなく，常に斜め方向（spiral）の回旋が加わって構成されている．

③回転（spinning）
④軸回旋（axial rotation）
が複合的に作用して，そこには関節の遊び（joint play）が必要となる．運動は凹凸の法則にしたがう

### 機能異常と痛み
"痛み"の多くは
1. 関節機能障害が原因である
　↓
2. 機能障害を評価から見つけ機能の改善を図る
　↓
3. 結果として痛みが軽減されていく

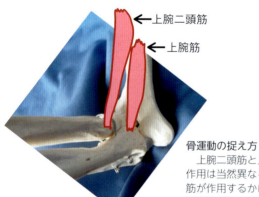

骨運動の捉え方
　上腕二頭筋と上腕筋の作用は当然異なる．どの筋が作用するかによって骨運動が変わることを理解した上で手技を加える必要がある．

### 関節包内運動
関節面の構成運動
①ころがり（ball roll, rolling）
②すべり（sliding, gliding）

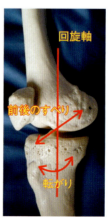

内包運動の捉え方
　膝関節は蝶番関節といわれるが，屈曲・伸展時には大腿脛骨関節間で"ころがり"，"すべり"，"回転"，"軸回旋"が生じており，評価にあたってはこれらの動きを観察する意識が求められる．

## 関節へのアプローチ　関節の形状から

包内運動
① ころがり（ball roll）
② すべり（sliding & gliding）
③ 回転（spinning）

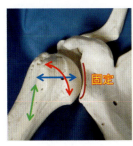
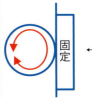

←回転＞すべり

関節面の形態から，曲率が異なる組み合わせにおいては，"すべり運動"よりも"回転運動"が優位となる．

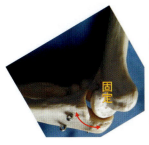
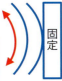

←回転＜すべり

関節面の形態から，曲率が類似している組み合わせにおいては，"回転運動"よりも"すべり運動"が優位となる．

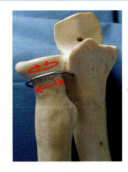
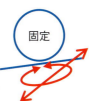

上橈尺関節では軸回旋としての回転運動が優位となる．

### 関節の動き

"すべり"，"回転"が複合的にその割合を変化させながら関節運動をつくっている．

＜手技の背景＞
▶関節機能障害は"回転運動"よりも"すべり運動"の障害が背景にあることを理解する．
▶"すべり運動"が制限されている場合，関節間で軟部組織などの絞扼が推測される（例：膝窩部）．この場合，むやみに屈曲を加えずに他動的に"すべり"を加え，または"対向牽引"を行うとよい．
　よって関節に可動域制限がある場合，運動の最終域で回転を加えず，関節間の離開，あるいは"すべり運動"を優先するほうがよい．

## 手技における ROM と MMT の意義

　運動器疾患には関節の機能異常が必発する．よってROM，MMTから多くのことがわかる．

＜ROMからわかること＞
① 包内運動（すべり等）の機能異常
　▶運動最終域での制限（痛み）は"すべり運動"を予測できる．
② 包外運動（骨運動）の異常
　▶該当筋の筋短縮や筋スパズムの存在を知る．
③ エンドフィール（end feel）
　▶運動最終域の感覚が硬い（硬性），軟らかい（軟性），それ以外かが判断できる．
④ 筋・筋膜・腱・靱帯・関節包の一領域，あるいは全域にみられる伸張性低下
　▶筋・筋膜の短縮，筋腱移行部の伸張性低下，靱帯・関節包の線維化などが予測できる．
⑤ 関節軟骨，介在物（半月）の存在

　▶器質的変化による制限と判断できる．
⑥ 皮膚
　▶瘢痕化の有無とその影響を予測できる

＜MMTでわかること＞
① インナーマッスル（inner muscle）の弱化
　▶関節の支持性（安定性）が低下
② 限定的な筋萎縮
　▶インバランスの発生
③ 筋収縮能（収縮力）の低下
　▶特定の肢位（例えば肩外転90°位）で収縮力と収縮速度が低下
④ 筋膜収縮能の低下
　▶筋膜痛をもたらす筋膜へのコラーゲン増生．
⑤ 年齢による筋力低下
　▶サルコペニアによる影響

## 用語の説明

＊短縮：筋自体が短くなる⇔時間とともに線維化
＊筋収縮能：筋の収縮機能が低下（廃用の影響）
＊伸張性低下：伸ばしても伸びない，筋線維間の滑り，障害，拘縮の要因
＊線維化：筋線維を包む筋膜にコラーゲンが増生
＊サルコペニア：加齢性筋肉減少症（筋厚の低下，筋肉内に脂肪組織，結合組織が増加する）

## 肩関節における 1st, 2nd, 3rd 肢位での ROM・MMT の意義

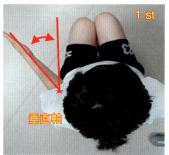

1st　肢位
ROM：外旋制限▶烏口上腕靭帯・関節上腕靭帯の拘縮（＋）
MMT：内旋筋力の低下▶肩甲下筋（上部線維）の筋萎縮（＋）

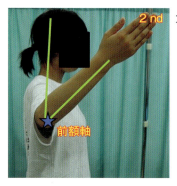

2nd　肢位
ROM：
1. 水平伸展角の減少▶大円筋，肩甲下筋（中部線維）の短縮（＋）
2. 外旋角の増大▶①前方関節包の弛緩による骨頭の前方移動（＋）②上腕骨頭後捻角が大きい　③肩甲下筋の萎縮（＋）・筋力低下
3. 内旋角減少▶①棘下筋（中部・下部線維），小円筋の短縮　②後方関節包・腋窩腔の伸張性低下
MMT：外旋筋力の低下▶①棘下筋（中部・下部線維）・小円筋の筋萎縮　②骨頭の前方移動

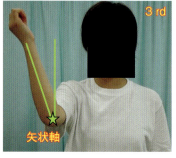

3rd　肢位
ROM：
1. 内旋角の減少▶①棘下筋，小円筋，大円筋の短縮　②骨頭の後方すべり障害
2. 外旋角の減少▶広背筋・大円筋・肩甲下筋（中部・下部線維）の短縮
MMT：内旋筋力の低下▶肩甲下筋（中部・下部線維）・大円筋の筋力低下

## アドバイス

各肢位における内旋・外旋の可動域の変化，筋力の差からインナーマッスルのどの部分にどのような病態が潜在しているのかがかなりの確率でチェックできる．

## 手技に直結する評価の必要性

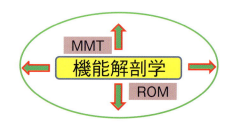

ROM は角度計を使用しなくても，他動的な動きの中で左右差があれば即，その詳細を追求することになる．

一方，MMT は臨床上必要と思われる肢位での筋力に左右差を認めればその詳細を追求する．

治療の目的は，機能解剖学的評価から考えられる

病態（例えば，棘下筋・小円筋の短縮）に対して，最も適切な手技を加えることであり，そのためには正確な ROM と MMT の計測を学んでおくことである．

### 病態を推測する

われわれは手の感覚を訓練によって高めていき，結果的に評価の確率を高めることが求められている．水平屈曲制限にみられる骨頭の後方すべり障害を触知するためには機能解剖学的知識と触診技術が必要となる．

### 水平屈曲テスト（horizontal flection test：HFT）の意義

肩関節 90°外転位からの水平屈曲制限の意味するところは，①肩関節後方関節包や腋窩腔の短縮・拘縮，②棘下筋・小円筋の短縮，③骨頭の後方すべり障害，④骨頭後捻角の増大が考えられる．

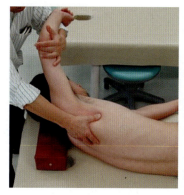

CAT（combined abduction test）

肩関節外転時の肩甲骨と肩甲上腕関節の動きを検証する．肩外転時に生じる肩甲骨の上方回旋を肩甲骨を固定することで制限し，肩甲上腕関節のROMを計測する．

肩を（内旋位で）外転することで棘下筋，小円筋の短縮の有無を確認できる．

一方，水平伸展制限がある場合，①肩関節前方関節包（関節上腕靭帯）・烏口上腕靭帯の短縮・拘縮，②骨頭の前方すべり障害が考えられる．

また，水平伸展が過剰な場合，前方関節包や関節上腕靭帯の弛緩，肩甲下筋の萎縮が考えられる．

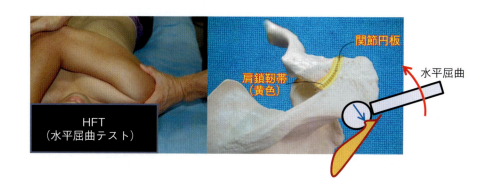

### 評価の解釈例

| | |
|---|---|
| 1 | 複合的外転テスト（combined abduction test：CAT）が陽性 |
| 解釈 | ▶棘下筋・小円筋の短縮・萎縮や後方四角の緊張・スパズム（+），他筋との線維性筋連結の影響 |
| 2 | 肩峰骨頭間距離（acromio-humeral interval：AHI）が狭い |
| 解釈 | ▶棘上筋の変性，不全断裂，肩峰下滑液包炎後に生じた癒着 |
| 3 | 棘突起-上角間距離（spine-superior angle distance：SSD）が健側と比較して長く，肩甲骨高位を認める |
| 解釈 | ▶後方四角腔（QL）の短縮・拘縮，僧帽筋（中部・下部線維）の萎縮 |

## 筋膜の役割

臨床上，筋膜は極めて様々な症状を呈することになり，手技の対象を決定する上では極めて重要な部位であることを理解する．

### 筋膜の特徴

①膠原線維性結合組織の線維配列からなる．
②自動収縮能を有する．
③知覚性神経終末が密度高く分布する．
④筋の張力は筋膜を介して伝えられる．
⑤筋は筋膜を介して相互に筋作用を高めることになる．
⑥廃用（固定など）により筋膜内のコラーゲンは形質転換（横方向の波状）をきたして非生理的運動

# 総論

制限（線維化）をもたらしアライメントにまで影響を及ぼす．
⑦筋膜内の形質転換は伸張性低下をもたらし，筋短縮の要因となる．
⑧筋は筋膜によって筋力を発生できている．
⑨筋膜は様々な筋間を連結しながら筋の形態を保っている．

## 筋膜の線維化と短縮の予防

ストレッチは筋線維長を増加させるのではなく，筋膜の柔軟性を高める（硬さ：スティフィネスを低下させる）というとらえ方をすべきである．

## 筋膜の手技

①ゆっくりと
②持続した圧力で
③穏やかな
④伸張を目的に
⑤機能異常のある方向に
⑥2～3分間行う（ケースによっては，20～30秒間程度でもよい）

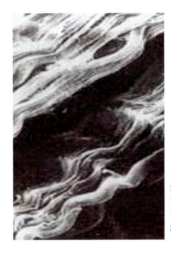

コラーゲン線維
長軸方向のうねりがみられるが，伸びきるとそれ以上は伸びない．これは弾性線維との相違点といえる．

# 筋・腱の作用と加齢

筋・腱の役割と加齢から生じる筋萎縮の影響を認識する．

## 筋の作用

a．解剖学的肢位での作用（教科書的）を基本とするが，臨床上は様々な肢位での筋作用（筋の作用は肢位で異なる）を確認できなければならない．
b．筋は，①筋腱複合体，②筋線維と筋膜の複合体，として捉える．

## 加齢の影響

加齢による筋萎縮が，運動器障害の要因となり得るのかどうかは分かっていない．

| 筋厚（mm） | 若年（19.8 ± 0.8） | 高齢（83.2 ± 6.2） |
|---|---|---|
| 大殿筋 | 25.0 ± 2.9 | 15.5 ± 3.8 |
| 中殿筋 | 22.9 ± 5.8 | 14.6 ± 3.9 |
| 大腰筋 | 28.7 ± 4.1 | 13.6 ± 5.6 |
| 大腿直筋 | 22.9 ± 3.3 | 16.7 ± 3.7 |
| 外側広筋 | 22.0 ± 3.2 | 13.9 ± 4.0 |
| 大腿二頭筋 | 36.5 ± 4.8 | 17.9 ± 4.8 |
| ヒラメ筋 | 34.5 ± 6.1 | 29.7 ± 7.9 |

（市橋ら：理学療法学，2010）超音波診断装置使用

## 筋腱複合体の意義

腱と筋の性状は相互に影響を及ぼすことが分かっている．腱が軟弱で筋収縮時に長さが大きく変化すれば（腱が十分に伸びやすい状態），筋の収縮効率性は弱まることになる．これは，static stretching 後にパフォーマンスが低下することと関連している．

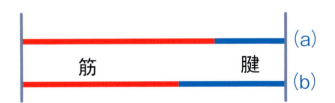

等尺性収縮時の様子を示す

筋出力　(b) < (a)
(b) は static stretching 後の状態を示している．
(b) のように腱が軟らかい状態では筋長は短くなって筋の収縮能は低下することになる．

触診の技術

# 脊柱の触診

 理解を必要とするキーワード

1. 頸椎

　上位頸椎と下位頸椎に機能上分類される．上位頸椎は後頭骨を支える第1頸椎（環椎），第2頸椎（軸椎）からなりその可動性は大きいといえる．上位頸椎は後方に後頭下筋群があって，インナーマッスルとして機能する．インナーマッスルの機能障害は周囲の筋に代償性に過負荷をもたらすことからこの部位での手技が必要とされている．一方，下位頸椎は第3～7頸椎で構成されており，特に椎間関節へのアプローチが要求される．

2. 頸椎の椎間関節

　椎間関節は前額面上にあって水平面から45°の傾きを持っている．

3. ルシュカ（Luschka）関節（鉤状突起）

　頸椎に特有のルシュカ関節は椎体上部に堤防様の高まりとなって頸椎の安定性と外力に対する強度を高めることに役立っている．

4. 頸椎横突起の前結節と後結節

　頸椎横突起の尖端は脊髄神経溝として脊髄神経の通路となっており，その前部（前結節）には前斜角筋，その後部（後結節）には中・後斜角筋が起始する．前・中斜角筋は第1肋骨に，後斜角筋は第2肋骨に停止している．

5. 上位胸椎と下位胸椎の可動性

　胸椎は後弯を呈しており，肋骨頭関節，肋横突関節の2つからなる肋椎関節は胸椎椎体間の可動性を制限することになる．また，肋骨の動きは上部胸椎と下部胸椎で肋椎関節での運動方向が異なるため，肋骨の動き自体も両者間で異なったものとなる．前者は前後径が増加する動きであり，後者は横径が増加することになる．

6. 胸椎の椎間関節

　椎間関節は前額面で20°，水平面で60°の傾きを持つが，肋骨の存在によりその可動性は極めて低くなっている．

7. 腰椎の椎間関節

　椎間関節は前額面で45°，水平面で90°の傾きを持つが，関節面は水平面で構築されることから回旋の動きはほとんどみられない．一方で，屈曲・伸展の動きには有利な形態となっている．

8. 腰椎の腸腰筋

　腰椎には大・小腰筋が起始しており，腸骨筋が骨盤から起始することを考えると，腰椎・骨盤と股関節は腸腰筋を介して極めて強い関連性があることを理解する必要がある．

9. 下部腰椎の筋構成

　腰椎から骨盤に至る筋肉は脊柱起立筋（最長筋，腸肋筋）と横突棘筋で構成されるが，下部腰椎では横突棘筋の中でも多裂筋が約80％を占めている．この部位での多裂筋の重要性を理解する必要がある．ちなみに，胸腰椎移行部では脊柱起立筋の割合が大きくなっている．

10. 腰仙関節

　腰仙関節は全腰椎の可動域の多くを占めており（約80％），臨床的にこの部位での可動性確保は極めて重要と考えている．

11. 椎間関節の神経支配

　椎間関節は脊髄神経後枝内側枝の支配を受けており，これは多裂筋の神経支配と同じであり，臨床上興味深いと考えている．

12. 胸腰筋膜

　腰椎下部から骨盤後方は多裂筋，脊柱起立筋，腹横筋，内腹斜筋，広背筋等で構成された胸腰筋膜からなっており，一方，前方は腹横筋，内腹斜筋，外腹斜筋の線維が腹直筋鞘内に線維を伸ばして腹部の支持性を高めている．

## 正確な触知とその応用

### 仰臥位

### 頸椎

①第2頸椎棘突起，第7頸椎棘突起と外後頭隆起，乳様突起を触知する．

②第3頸椎棘突起から第7頸椎棘突起の椎弓を全長で触知し，頸椎を軽く屈曲・伸展，左右に側屈・回旋する．

③触知できる範囲で頸椎棘突起を確認し，第7頸椎棘突起と第1胸椎棘突起を区別する．

— 9 —

触診の技術

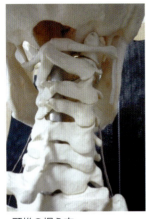

頸椎の捉え方

頸椎を斜め後方よりみる
第2頸椎と第7頸椎には際立った棘突起が触察できる．椎弓は全体として滑らかなラインを描いており，その触知は簡単である．さらに，その横の横突起に指を当てると，そこには椎間関節が潜んでおり，手技に最も使用される部位として知られている．

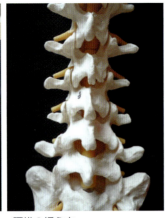

腰椎の捉え方

腰椎を後方よりみる
太い棘突起と椎間関節が矢状面で重なる状況が理解できる．横突起はそれほど発達しておらず，腰方形筋に起始部を提供している．

## 立位・座位

**頸椎**
①外後頭隆起と肩峰の位置を目測で確認する．
②頸椎のカーブ（左右・前後で）を確認する．

**胸椎**
①体幹の側弯・後弯の程度を調べ，側弯があれば肋骨隆起の有無を確認する．
②棘突起，横突起，肋骨の一連の隆起部を指で触知し，さらに深呼吸時の肋骨の動きを観察して上部胸椎と下部胸椎（第8胸椎辺りを境とする）で動きが異なることを調べる．
③肋骨のカーブを触知して，肋骨と肋間部の幅を慎重に確認する．
④下部肋骨（第12肋骨）を触り，腸骨稜間の距離（長さ）を目測する．

**腰椎**
①両腸骨稜の高さ（左右差）を確認する．
②両腸骨稜と腰椎棘突起の位置を確認する．
③上後腸骨棘（PSIS）を触知し左右の位置を確認する．
④お辞儀（前屈）時の腰椎の動きを確認する（ショーバーテスト（Schober test））．また，PSISの高さに変化が生じるかどうかを確認する．

## 側臥位

**腰椎**
①体幹屈曲位で腰椎棘突起を触り，棘突起を介して椎間関節の動きを推測する．
②さらに，骨盤を後傾させて椎間関節の動きを上下腰椎棘突起を介して調べる．
③骨盤を他動的に前傾・後傾，さらに回旋させて腰椎の動きを手で確認する．

## 腹臥位

**腰椎**
①腰椎棘突起を後方から前方にゆっくりと押しながら可動性を観察する（P-Aテスト）．
②腰椎棘突起を一方の手で固定し，他側の手で骨盤（腸骨の前方）を持ち上げた場合，骨盤の回旋により生じる椎間関節の動きを確かめる．

# 仙腸関節の触診

 理解を必要とするキーワード

### 1．仙腸関節

仙腸関節は前方の一部が硝子軟骨で覆われた解剖学的関節の部分と，骨間仙腸靭帯で連結する線維性結合の領域に分けられる．よって，その動きは極めて少ないと考えられている．形態は前方凸のブーメラン様のカーブを呈しており，関節面は多数の凹凸によって支持性を高める構造になっている．

### 2．骨構成

関節面は仙骨耳状面と寛骨耳状面で構成されており，前・後に位置する強力な靭帯によって支持されている．

### 3．仙骨の動き

仙骨は骨盤に対してわずかに前傾（ニューテーション），後傾（カウンターニューテーション）する．前傾・後傾は第2仙骨稜の高さの水平線を軸としており，さらに仙骨の斜軸での回旋が考えられている．仙骨の前傾・後傾で生じる動きは複数の報告か

ら約3°とされている．

### 4. 仙骨の役割
脊柱からの荷重を仙骨で受けて左右の仙腸関節に分散しており，前方凸の耳状面は荷重の分散に都合の良い形態と言える．

### 5. 関節包と靭帯
仙腸関節は前方に存在するわずかの解剖学的関節を除いて他の多くの領域は靭帯によって結合されている．靭帯には，前仙腸靭帯・後仙腸靭帯・骨間仙腸靭帯があり，特に後仙腸靭帯は最も強力で仙骨の後傾を制限（抑制）している．また，後仙腸靭帯には知覚神経が密度高く分布することが報告されており，痛みの原因部位として臨床価値が高い部位と判断されている

### 6. 筋
仙骨の後方には胸腰筋膜と連結している多裂筋があって，仙骨の後傾を抑止している．即ち，仙骨の前傾を行う上で重要な筋であり，この筋の萎縮は仙骨を後傾させることになる．

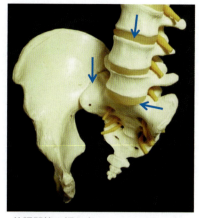

**仙腸関節の捉え方**
仙腸関節は体幹から下肢に荷重を分散させる"つなぎ"の役割をしており，最もストレスを受けやすい部位と言える．
仙骨関節の周囲には腰仙関節，腰椎，股関節があって相互にストレスを代償しあう部位となっている．仙腸関節を扱う場合，多角的視点から判断する知識と技術が求められる．

## 正確な触知とその応用

### 仰臥位
①両下肢長の左右差を確認する．具体的には，棘果長（ASIS〜内果），転子果長（大転子〜外果）をメジャーを使用して計測する．
②さらに，目測で，両下肢の足底までの長さを目測する．
③仰臥位から長坐位となった時の同部位の長さを目測する．見かけ上の長さが異なる場合は，骨盤の前傾・後傾や回旋の発生，さらに腰椎の側弯・回旋の有無を調べる．

### 立位
①前方から，両ASISの高さに差があるかを確認する．
②後方から，両PSISの高さに差があるかを確認する．
③側方から，ASISとPSISの高さを比較して骨盤の傾きを推測する（正常では両者間に約2横指の差がある）．
④後方から，S2棘突起とPSIS間の長さを左右を比較する．
⑤前方から，ASISの位置を左右で比較し，骨盤の拡がり（outflare, inflare）を推測する．

### 仰臥位
①両ASISを他動的に拡げる操作を行う（outflare）．
②両ASISを他動的に近づける操作を行う（inflare）．

### 側臥位
①両仙腸関節を圧迫するように骨盤の側方から圧迫する．
②腸骨稜と坐骨部を触知し，骨盤を前傾・後傾方向に操作する．
③仙骨の上縁に手掌をあてて，骨盤に対して仙骨を前傾（ニューテーション）させる．
④骨盤の下縁に手掌をあてて，骨盤に対して仙骨を後傾（カウンターニューテーション）させる．
⑤坐骨結節を触知して，仙結節靭帯を確認する．
⑥仙骨外側縁と大転子を触知し，梨状筋を確認する．

### 腹臥位
①仙骨の中央を下方に圧迫する（ニュートンテスト（Newton test））．
②S2の高さで仙腸関節部を下方に圧迫する（村上によるニュートンテスト変法）．

# 肩関節の触診

##  理解を必要とするキーワード

### 1. 広義の肩関節
解剖学的・機能的関節に分けられ，前者は関節上腕関節，胸鎖関節，肩鎖関節，後者は肩甲胸郭関節，第2肩関節が挙げられ，これらを含めて広義の肩関節と定義する．

### 2. 骨構成
肩甲骨　鎖骨　上腕骨（肩関節は肩甲骨，鎖骨，上腕骨，さらには胸郭によって構成される）

### 3. 肩甲骨の位置
上角は胸椎の第2棘突起，肩甲骨根部は第3棘突起，下角は第7～8棘突起に位置する．

### 4. 肩甲骨各部の意義
肩甲切痕：肩甲上神経が入る．
棘窩切痕：肩甲切痕からの肩甲上神経は下降して棘窩切痕を通り棘下筋を支配する．
肩甲棘：肩甲骨の上1/3にみられる骨棘で棘上筋と棘下筋を分ける．肩甲骨の位置を評価する上で重要な部位と言える．
肩甲骨面：前額面に対して約30°前方を向いた面をいい，肩甲骨の面と一致する．この面での挙上・下降運動を"scaption"と呼ぶ．
棘鎖角：肩を上から見た場合，鎖骨と肩甲棘が水平面でなす角度をいう．
烏口突起：肩前方で，鎖骨外側の下方に触知できる突起であり，評価時のランドマークとして用いられる．

### 5. 上腕骨各部の意義
頸体角：前額面上で，骨頭の傾きと上腕骨軸のなす角度をいう．
後捻角：水平面上で，上腕骨前額軸と骨頭の後方への"捻じれ角"をいう．
大結節：肩峰直下で結節間溝の後方に触れる骨隆起をいう．
小結節：肩峰直下で結節間溝の前方に触れる骨隆起をいう．
結節間溝：肩前方で，肩峰の前面下方で上腕骨上にみられる縦長の陥凹をいい，内旋・外旋を行うことで左右に移動することから判別できる．

### 6. 関節包
関節包は比較的弛緩しており，特に下方は腋窩腔となって肩挙上時に大きな伸張性が求められる．
関節包靭帯：関節包の肥厚部分を関節包靭帯としており，関節上腕靭帯は関節包の前面を補強する役割を持つ．
上腕二頭筋長頭腱：長頭腱滑液包の中から関節内に進入して関節上結節に付着し，肩関節の前方を補強する役割を持つ．
陰圧：関節内は陰圧であり，陰圧により肩甲上腕関節は安定状態を維持できる．
滑液包：肩関節の周囲には多くの滑液胞が存在しており，関節内圧の調整や緩衝作用に関わる．特に，肩甲下滑液包は関節包と連絡しており，相互に関節液が行き来することで関節内圧を調整している．

### 7. 靭帯
烏口上腕靭帯：関節の前方に位置して上腕骨を前方から補強しており，肩関節の外旋を抑制する．
烏口鎖骨靭帯：烏口突起と鎖骨底面間に存在する円錐・菱形靭帯の2本からなり，烏口突起を釣り上げて同時に棘鎖角の調整を行う．
烏口肩峰靭帯：第2肩関節の天井にあたる凹部分で烏口突起と肩峰間を連絡する靭帯である．烏口突起，烏口肩峰靭帯，肩峰を含めて烏口肩峰アーチと呼び，大結節間で機能的関節を構築している．

### 8. 腱板疎部
肩関節の前方で烏口突起の外側1横指のところ，肩甲下筋（内旋筋）と棘上筋（外転・外旋筋）間に位置しており，丁度筋線維が疎となっていることから疎部と呼称する．肩関節前方において緩衝作用の役割を担っている．

### 9. バイトブレヒト（weitbrecht）孔
関節上腕靭帯の上部線維と中部線維間にみられる孔をいい，この孔は関節包と肩甲下滑液包間を連絡していて関節液が流通することで関節内圧を調整している．この孔の閉塞は肩の運動制限や痛みを誘発するがjoint distensionによって改善が期待できる．

### 10. 胸鎖関節
鞍関節を構築していて鎖骨の上下・前後・回転運動に作用する．鎖骨の上下運動（挙上・降下）は鎖

骨頭が凸となる動きであり，鎖骨の前後の運動時は鎖骨頭は凹となって動く．これはそのまま手技に応用される．

### 11. 肩鎖関節
鎖骨外側端と肩峰間の関節であり，挙上最終時の肩甲骨の上方回旋を誘導する；ハイアークサイン（high arc sign）．

### 12. 第2肩関節
烏口肩峰アーチと大結節間でつくる機能的関節をいい，肩関節挙上時に大結節は烏口肩峰アーチ下を通過することになる．

### 13. ゼロポジション
肩甲骨面；scaptionの動きの面をいい，肩甲棘と上腕骨軸が一致したライン上の肢位をいう．この肢位は肩関節が最も安定した肢位であり，肩関節周囲の筋活動が最も減少する肢位と言われている．

### 14. 肩甲胸郭関節
胸郭と肩甲骨間に生じる機能的関節であり，肩関節の運動時に肩甲骨は胸郭上を外転・内転，上方回旋・下方回旋，挙上・下制，前傾・後傾している．肩甲骨の動きの異常はそのまま肩関節に影響をおよぼして肩関節障害をもたらす要因の一つになる．

### 15. 水平屈曲（内転）水平伸展（外転）
肩関節90°外転位から内転・外転する動きをいい，前者を水平屈曲，後者を水平伸展と呼ぶ．水平屈曲制限は後方関節構成体の拘縮や上腕骨頭の後方すべりの異常を原因とすることが多い．

### 16. 肩甲上腕リズム
肩関節挙上，あるいは内転時に肩甲上腕関節と肩甲骨の動きは一定の法則（2：1）に従うと言われている．肩甲上腕関節の計測法に肩甲棘－上腕骨間角が推奨される．

### 17. 臼蓋上腕リズム
肩関節の運動時，関節包内運動として ball roll, gliding, sliding, ship roll 等が生じている．

### 18. 筋の作用
肩関節は体幹上に浮いている肩甲骨に様々な筋が支持することで機能しており，臨床上は解剖学的肢位での作用以外に様々な肢位での作用を理解することが重要となる．

### 正確な触知とその応用
①脊柱棘突起と肩甲骨の位置関係を確認する．

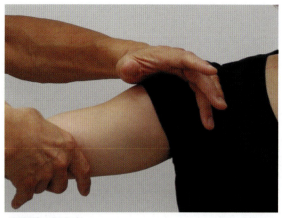

**肩関節の捉え方**
肩関節はその周囲に鎖骨，肩甲骨を伴って様々な影響を受けながら動いている．よって，鎖骨の機能障害は肩関節に影響をおよぼすことになる．さらに，肩甲骨は体幹との間で3次元の動きが求められており，わずかな機能異常は時間とともに肩関節の機能を大きく損ねる結果を招く．肩関節の観察においては，常に大局的な診かたが求められることになる．

| 肩周辺の圧痛部位 | | | |
|---|---|---|---|
| （前方） | 烏口突起 CP | 腱板疎部 RI | |
| | 結節間溝 BG | 大結節 GT | |
| （後方） | 上角 SA | 後方四角 QL | |
| | 棘下窩 IS | | |

全脊柱の棘突起，肩甲骨上角・下角，内側縁，肩甲棘と根部，肩峰の位置関係を理解する．

②肩峰と大結節間の陥凹を左右同時に触察して比較する．

肩峰－大結節間の間隙の狭い方は，棘上筋等の筋萎縮・変性や不全断裂が疑われる．

③代表的筋肉を触り，硬さや筋萎縮の有無を左右で比較する．

特に，棘上筋，棘下筋については詳しく調べること．

④肩関節外転時（肩甲骨面）の肩甲骨の動きを観察する．

肩外転時の肩甲骨の動きを左右で比較し，その意義を考える．

⑤肩外転時（肩甲骨面）の肩甲骨と上腕骨間角を左右で比較する．できれば，肩甲棘と上腕骨長軸のなす角度を下垂位，45°・90°外転位，ゼロ肢位で比較するとよい．

⑥1st肢位，2nd肢位，3rd肢位での肩関節の外旋・内旋角を左右で比較する．

3つの肢位で左右差があればその意義を考える．

⑦肩関節水平屈曲・伸展時のROMと骨頭の位置を確認する．

他動・自動での水平屈曲・伸展角を左右で比較してその意義を考える.

⑧ゼロポジション（安定肢位）の確認

ゼロポジションの可否と，その肢位で肩甲棘ラインに上腕骨ラインが一致しているかどうかを確認する.

⑨結節間溝を触り，結節間溝が矢状面上に位置した時の外旋角を計測する.

結節間溝が矢状面と一致した肢位での肩関節の外旋角は上腕骨の後捻角を表しているためである.

⑩肩関節を軽度伸展して，肩峰直下に棘上筋腱を触察する.

肩下垂位から軽度伸展した場合，棘上筋腱を肩峰直下に触れる.

⑪肩関節外転時の鎖骨の動きを観察する.

肩外転初期に鎖骨は前額面上を外転し，挙上とともに後方に回旋を生じる.挙上最終域では肩鎖関節で肩甲骨の上方回旋が生じて挙上が完成する.

⑫3つの肢位での内旋・外旋のMMTから左右差を調べる.

1st，2nd，3rd肢位でのMMTは必須であり，機能解剖学的意義を理解する.

⑬大結節の通路

烏口肩峰アーチ下で大結節はアーチの前方（肩関節は内旋位；前方通路），肩甲骨面上（肩関節は中間位：中間通路），アーチの後方（肩関節は外旋位；後方通路）のいずれかの通路を通過して挙上位に至る.一方，大結節はアーチに至るまでの0°～60°の領域（pre-rotational glide），アーチの直下の60°～120°の領域（rotational glide），アーチをくぐり抜ける120°以降の領域（post-rotational glide）のどの位置で運動制限を受ける

かを観察する.

⑭肩峰骨頭間距離（AHI）

肩峰下縁で大結節間にみられる間隙をいい，この間隙が狭い時（通常，7 mm以下）は骨頭を下方に抑え込むベクトルが減少することによる骨頭の上方変位が疑われる.考えられる病態として棘上筋の変性や不全断裂が挙げられる

⑮フォース カップル（force couple）

肩関節外転時に棘上筋と三角筋は協力して働く.即ち，棘上筋は骨頭を下制して関節間の支持性を高め，同時に三角筋は肩関節の外転を効率よく行うことになる.

⑯肩峰下インピンジメント

肩峰下インピンジメントは肩関節屈曲時（この場合，肩内旋位）に大結節が肩峰下に接触して肩峰を突き上げ痛みを生じるサインをいう.

⑰インターナルインピンジメント（internal impingement）

肩関節の過外転・外旋時に大結節が関節唇後方に接触して痛みを誘発するサインをいう.様々な原因が考えられて詳細な評価が必要になる.

⑱有痛弧（ペインフル アーク：painful arc）

肩関節外転60～120°付近（大結節が烏口肩峰アーチ下にある状態）で運動痛を生じる現象をいう.考えられる病態として，肩峰下滑液包炎，腱板の変性が挙げられる.

⑲ハイアークサイン（high arc sign）

肩関節の外転最終域で肩鎖関節障害によって痛みを発するサインである.肩鎖関節に病態がある場合，外転最終域に肩鎖関節で肩甲骨は上方回旋することから痛みを訴えることになる.

# 肘関節と前腕部の触診

## 🔒 理解を必要とするキーワード

### 1.　広義の肘関節

解剖学的関節として，腕尺関節，腕橈関節，近位橈尺関節があり，これらは一つの関節包で包まれている.機能的には肘関節の屈曲と前腕の回内・回外の動きを行う.

### 2.　骨構成

上腕骨遠位端，尺骨近位端，橈骨近位端からなる（肘関節は3つの関節で構成されている）.

### 3.　各部の意義

上腕骨小頭と滑車：橈骨頭と球関節をつくる小頭は離断性骨軟骨炎の好発部位部位である.

際立って突出する内側上顆：内側上顆には前腕屈

筋群の多くが付着しており，また，肘頭との2か所を起始部とする尺側手根屈筋腱は肘部管の一部を構成している．

撓骨頭窩：上腕骨小頭と球関節を構成して肘関節の屈曲・伸展や前腕の回内・回外に関わる．

尺骨の滑車切痕：上腕骨滑車とラセン関節を構築して斜方向の屈曲・伸展に関わる．

鉤状突起：上腕骨の鉤突窩と相対して骨性の運動制限に作用する．

### 4. 上腕骨各部の意義

肘外偏角（または，肘角，運搬角ともいう）：小頭・滑車溝のラインが上腕骨長軸の垂線に対して外側に約10°傾斜することから生じている．

前腕回旋軸：前腕の回内・回外運動に関わる軸として撓骨の撓骨頭と尺骨の尺骨頭を結ぶラインが想定されている．

### 5. 関節包

関節包は上記の3つの関節を包んでおり，周囲には滑液包が存在する．

### 6. 靭帯

内側側副靭帯：前斜走靭帯・後斜走靭帯・横走靭帯があり，肘関節の外反を制限する．個々には前斜走靭帯は肘伸展時の外反抑制を，後斜走靭帯は肘屈曲時の外反抑制に作用する．

外側側副靭帯：撓骨側副靭帯と外側尺骨側副靭帯に分けられ肘関節の内反を抑制する．ちなみに，前者は輪状靭帯と合流してその調整を行い，後者は尺骨の回外筋稜に付着することで強力な内反抑制に作用する．

輪状靭帯：前腕撓側の関節包の一部となって関節環状面を取り巻く．輪状靭帯の下部は前腕の回旋制限に働く方形靭帯で塞がれている．

### 7. 円回内筋と正中神経

上腕骨内側上顆と鉤状突起の2か所を起始部とする円回内筋の間を正中神経が高い確率で貫通する．円回内筋は前腕を斜めに走行して撓骨の円回内筋粗面に停止する．正中神経は前腕の最大回外時に最も緊張することから神経絞扼のリスクが高まり，この部位での絞扼は前骨間神経障害を発症する．

### 8. 回外筋と撓骨神経

回外筋は上腕骨外側上顆と尺骨回外筋稜の2か所から起始して撓骨前方を包み込むように付着する．この2頭間の裂孔（フローゼ（Frohse）の腱弓という）を撓骨神経が貫通している．フローゼの腱弓で撓骨神経が絞扼されることによって後骨間神経障害が発症する．

### 9. 尺側手根屈筋と尺骨神経

尺側手根屈筋の起始部である2か所（上腕骨内側上顆と肘頭）と間を連絡する筋膜（弓状靭帯）で構成された管腔を肘部管といい尺骨神経が貫通する．この部位での神経障害は肘部管症候群として知られている．

### 10. 筋の作用

前腕の伸筋群が共同腱となって起始する上腕骨外側上顆，屈筋群が起始する上腕骨内側上顆を触察する．両部位は，オーバーユースにより障害を発生しやすい部位であり，共同腱として線維性連結していて臨床上は治療の困難な部位として捉えられている．

**正確な触知とその応用**

①上腕骨内側上顆，尺骨肘頭を触知する．
②①と関連して，尺側手根屈筋の2頭を触察する．
③①と関連して，肘部管と尺骨神経を確認する．
④内側（尺側）側副靭帯（前部線維，後部線維，横走線維）の位置を推察する．
⑤肘関節内側の関節裂隙を前後に指を滑らせて触察する．
⑥上腕骨外側上顆，撓骨頭，尺骨肘頭を結んだ領域内に外側三角部を確認する（図）．
⑦外側（撓側）側副靭帯の2本をその位置から推察する．
⑧肘関節に内反・外反ストレスを加えて，正常状態を確認する．
⑨肘関節を構成する3つの関節を表面から触知する．

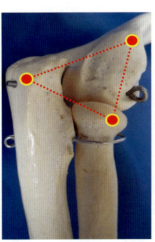

**外側三角部**
（肘頭－外側上顆－撓骨頭を結んだ領域）
臨床上の意義
①肘頭滑液包の腫脹が現れる部位
②滑膜外側ヒダが存在する部位
③肘筋（皮下に）を触知できる部位
④離断性骨軟骨（炎）症の圧痛を触れる部位

**参考）滑膜ヒダ障害**
滑膜の肥厚組織が関節間に挟まる障害をいう

⑩肘関節周囲の筋を触る．
　腕橈骨筋と円回内筋で囲まれた窪みを肘窩と呼び，肘窩は上腕二頭筋腱，上腕動脈を触れ，また正中神経が走行する．
　他に，手関節伸筋群を個々に触り，回外筋，手関節屈筋群をそれぞれ触知する．
⑪前腕の回内−回外軸を推測する．
⑫前腕での絞扼部位3か所を確認する．
⑬橈骨・尺骨茎状突起，尺骨頭，リスター（Lister）結節を触知する．
　特に，リスター結節と長母指伸筋腱の位置関係を確認する．
⑭手根骨を全て触知する
　1）月状骨・三角骨間の動きを確認する．
　2）橈骨遠位端と舟状骨間の動きを観察する．
⑮伸筋支帯直下の6つのトンネル内を走行する筋群をそれぞれに触知する．
⑯舟状骨結節と豆状骨，大菱形骨稜と有鉤骨鉤間で屈筋支帯を触り，手根管の位置を確認しよう．
⑰屈筋支帯の一部が豆状骨と有鉤骨鉤間でギヨン（Guyon）管になることを確認する．
⑱骨間筋の触知とイントリンシックマッスル（intrinsic muscle）の作用を確認する．
⑲指節間関節の靱帯・掌側板の位置を確認する．

# 手関節と手部の触診

##  理解を必要とするキーワード

### 1．手関節
　解剖学的に橈骨手根関節と手根中央関節に分類される．橈骨手根関節は楕円関節，手根中央関節は平面関節である．

### 2．骨構成
　橈骨手根関節は橈骨遠位端と尺骨遠位端でつくる凹関節面と近位手根列（舟状骨・月状骨・三角骨・豆状骨）でつくる凸関節面で構成され，手根中央関節は近位手根列と遠位手根列（大菱形骨・小菱形骨・有頭骨・有鉤骨）で構成され，S字状カーブをなしている．このS字状カーブは手技を行う上で必要な形状といえる．

### 3．橈骨，尺骨，各手根骨の意義
　橈骨遠位端にみられる傾斜を橈骨傾斜角といい，橈屈・尺屈時の可動域に直接影響をおよぼす．一方，橈骨端の掌側への傾斜を掌側傾斜角といい，掌屈・背屈時の可動域に影響する．橈骨遠位端の背側でわずか近位に触知できる骨突起をリスター結節といい，長母指伸筋腱がこの突起で急激に方向を変えるポイントとなっている．長母指伸筋腱の断裂部位として知られている．尺骨遠位端には前腕回内時に尺骨頭を触れ，前腕回外時には関節内に収まる．手根骨は掌側において手根管を構築しており，近位・遠位横手根靱帯とともに線維骨性の管腔となっている．正中神経の絞扼部位として知られている．一方，有鉤骨の有鉤骨鉤と豆状骨間では線維骨性のギヨン管が構築されて中を尺骨神経が通過して母指内転筋等を支配する．

### 4．関節包
　橈骨手根関節と手根中央関節は一つの関節包で包まれるが，遠位橈尺関節は独立した関節包を有する．三角線維軟骨複合体（TFCC）損傷時には関節包が損傷されて関節液は相互に流入することになる．

### 5．靱帯
　背側・掌側橈骨手根靱帯や橈側・尺側側副靱帯が主なものであり，さらに各手根骨間は靱帯によって制動されている．ちなみに，背側橈骨手根靱帯は前腕の回内抑制と尺屈時に近位手根列を橈側に引っ張る作用があり，一方，掌側橈骨手根靱帯は前腕の回外抑制と橈屈時に近位手根列を尺側に引っ張る作用がある．

### 6．第1手根中手関節
　母指の分回し運動を可能とする鞍関節で，臨床的上，機能障害が最も多く発生する部分である．橈側外転時に基節骨底は凸の関節として動き，掌側外転時は基節骨底は凹の関節として動くことから手技を行う上で注意が必要である．

### 7．掌側板
　各指骨掌側面の近位には掌側板が存在していて，副靱帯とともに関節面の拡大と関節内容量の補足に役立っている．掌側板は突き指の際にしばしば損傷されるが，この場合，指の屈曲障害を残すことにな

る．

### 8. 腱鞘
　腱鞘には滑膜性腱鞘と線維性腱鞘があり，前者は滑液腔を有して滑液を満たし，後者は"腱の浮き上がり"防止に作用している．線維性腱鞘はさらに十字部（C：cruciate lig.）と輪状部（A：annular lig.）に分けられ，関節部と骨幹部のそれぞれの"腱の浮き上がり"を抑止している．

### 9. 内在筋優位肢位
　intrinsic plus hand（IPH）といい，主に内在筋（背側・掌側骨間筋，虫様筋）が作用するとMP関節屈曲，PIP DIP関節伸展位の固有の肢位となる．

### 10. 外在筋優位肢位
　extrinsic plus hand（EPH）といい，主に外在筋（指伸筋等）が作用するとMP関節伸展，PIP DIP関節屈曲位の固有の肢位となる．

### 11. 伸筋支帯と区画（コンパートメント）
　手関節背側にある伸筋群は伸筋支帯によって抑制され，さらに6つの区画（コンパートメント）に分けられている．伸筋群を理解するうえで6つの区画を理解する必要がある

### 12. 三角線維軟骨複合体（TFCC）
　遠位橈尺関節間にある関節円板は周囲の靭帯等で連結された複合体であり，TFCC損傷時は前腕の回内・回外制限と運動痛を生じて治療が長引くことがある．

### 13. 筋の作用
　手関節に関わる筋は前腕の周囲を取り囲むように走行していることから，手関節の動きをつくる前腕の伸筋群，屈筋群，前腕の回内筋群，回外筋群に分けて理解するとよい．特に，前腕の伸筋群は上腕骨外側上顆で共同腱となって付着するため，伸筋群の個々の働きにインバランスが生じると障害を発生することになる．

## 正確な触知とその応用
### 手背部
①手関節の動きを確認する
　橈屈・尺屈，背屈・掌屈，分回し運動を自動・他動運動の両者で確認する．
②遠位橈尺関節を触知する．
　橈骨遠位端の関節面を触察して尺骨との関節間隙を確認する．また，前腕回内・回外時の関節裂隙

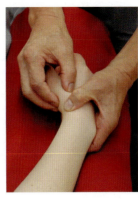

コンパートメントⅠ（長母指外転筋，短母指伸筋）にみられる腱鞘炎
原因と考えられる部位
①隔壁
②短母指伸筋腱
テスト法
①母指握り込み（Eichhoff test）
②母指を急激に尺側に動かす（Finkelstein test）
治療手技
①CM関節の可動性誘導
②長母指外転筋腱，特に短母指伸筋腱のストレッチ
③母指を他指で握り，ゆっくりと尺屈方向に伸張する（自動・他動とも）

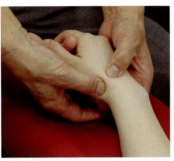

舟状骨の触診
タバコ窩に母指を押し込んで舟状骨を確認する．さらに舟状骨を介して8個の手根骨を連動させる
←臨床上，舟状骨へのアプローチは必要性が最も高いと考えている．

を触って橈骨に対する尺骨の背側・掌側への滑り（上下方向への滑り）を確認する．
③この時，両茎状突起，リスター結節，尺骨頭を参考に観察する．
④橈骨手根関節で関節間の裂隙を触知する．
⑤手根骨を全て触知する．触知にあたっては月状骨を基準に進めると分かりやすい．
⑥手根中手関節のS字状カーブを触知する．
⑦母指の手根中手関節（CM）を触知し，母指の橈側外転，掌側外転を確認する
⑧各中手指節関節（MP関節）を触知し，手掌における基節骨底の位置とその動きを確認する．
⑨指節間関節（IP関節）を全指で触り，その動きを確認する．
⑩手背で中手骨間にみられる骨間のくぼみ（凹部分）を触って骨間筋を触知する．

### 手掌部
①手根骨の指標部位となる4か所を触る（舟状骨結節，豆状骨，大菱形骨稜，有鈎骨鈎）．
②伸筋支帯直下に存在する筋を全て触り，それぞれに筋収縮を行わせることで識別する．
③手掌で手根管とギヨン管の位置を確認し，周辺で触れる筋を触知する．

触診の技術

④弾発指の原因となる部位を触知する.

手内筋（intrinsic muscles）

　手内筋（固有筋）が優位な肢位を intrinsic plus hand というが，その肢位を実際に行う．

手外筋（extrinsic muscles）

　手外筋が優位な肢位を extrinsic plus hand というが，その肢位を実際に行う．

# 股関節の触診

 理解を必要とするキーワード

1. 股関節
　解剖学的には骨盤の臼蓋と大腿骨頭で形成される．

2. 骨構成
　球の半分を占める臼蓋と球の 2/3 を占める骨頭がほぼ同じ曲率を有して関節を構成している．よって，その適合は極めてよく，肩関節を open ball and socket joint と呼ぶのに対して，股関節は limited ball and socket joint と表現している．周囲には関節唇が被覆していて安定性があり関節内は陰圧であることからさらに安定性は高くなっている．

3. 大腿骨各部の意義
　大腿骨頭は前額面に対して前方に捻れており（前捻角：15〜20°），また，前額面上で大腿骨頭は大腿骨軸に対して約 125°の角度で傾いている（頸体角）．骨頭の中心は骨頭窩となって骨頭靭帯が停止する．股関節の靭帯の多くは大転子・小転子に付着しており，特に大転子は皮膚上から触知できる大切な骨隆起として知られている（大転子高位など）．

4. 骨盤各部の意義
　骨盤前方では上前腸骨棘（ASIS）と恥骨結合を触り，その間に位置する鼠径靭帯を確認する．スカルパの三角を触知してその中央に大腿骨頭を確認する．骨盤後方では上後腸骨棘（PSIS）と仙骨稜，腸骨稜，坐骨結節を腹臥位，立位の肢位で触る．

5. 関節包
　関節包は前方では寛骨臼縁から転子間線まで，骨盤後方では寛骨臼縁から大腿骨頸部の中間あたりに位置しており，関節包靭帯としての役割をもつ．

6. 靭帯
　股関節の靭帯には前方に腸骨大腿靭帯，恥骨大腿靭帯，後方に坐骨大腿靭帯があって，いずれも屈曲時に弛緩し，伸展時には緊張する．また，骨頭靭帯の中には骨頭動脈を入れているが（幼少期は栄養動脈），成長するにつれて骨頭動脈は退化消失する．

7. 骨頭への栄養血管
　大腿骨頭の栄養は大腿動脈の分枝である外側・内側大腿回旋動脈が関わっており，大腿骨頭の約 2/3 の栄養は内側大腿回旋動脈の後上血管束によって行われる．

8. 滑液包
　股関節周囲には多くの滑液包が存在しており，特に，腸恥滑液包（弾発股で関節包外型の内側型に関わる），大転子滑液包（弾発股で関節包外型の外側型に関わる）が臨床上知られている．他に，中殿筋滑液包，小殿筋滑液包，坐骨滑液包などがあって，筋・腱への過剰な負担により滑液包炎を発症することがある．

9. 筋の作用
　股関節周囲の筋は骨盤後方にある外旋6筋，前方にある小殿筋をインナーマッスル的存在として，それ以外のアウターマッスルとの協調によって機能している．よって，インナーマッスルの機能異常は骨盤周囲に様々な障害をもたらし，ひいては股関節障害や腰痛を発症する要因となる．

正確な触知とその応用

①上前腸骨棘（ASIS）と恥骨結合間に鼠径靭帯を触知する．
②鼠径靭帯内側部（血管裂溝）で大腿動脈の拍動を触知し，さらにその内側に骨頭を確認する．
③鼠径靭帯と共に縫工筋と長内転筋を触知し，スカルパ三角を確認する．
④スカルパ三角内に改めて骨頭を触知する．
⑤下前腸骨棘（AIIS）下に大腿直筋腱を触知する．
⑥両 AIIS を立位，仰臥位で触知する．
⑦側臥位で ASIS と坐骨結節を触知し，そのラインと大転子の位置関係を確認する．
⑧立位で左右の大転子の凸隆起の形態を詳しく調べ

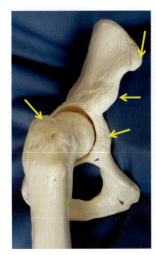

**股関節を外方からみる**
骨盤前面は鼠径靱帯によって筋裂孔と血管裂溝がつくられて神経・血管の重要な通路となっている．
また，骨突起には筋肉が付着しており，特に2関節筋は骨盤や大腿骨の位置によってその筋効率が大きく異なることから，多面的視点で観察することが必要になる．

る．
⑨再度，両側の大転子を触知し，大転子の凸隆起の触察から股関節が内旋・外旋位のいずれかになっているかを左右で比較する．
⑩後方より，殿部の奥の解剖を推測する（特に梨状筋）．
⑪腹臥位で膝関節を90°屈曲して他動的に股関節の内旋を行って大転子の凸隆起が最も外方に触れる時の内旋角を計測する．
　クレイグテスト（Craig's test）で，骨頭の前捻角を推測する．
⑫触察で推測した骨頭と大転子の位置から頸体角を推測する．

# 膝関節の触診

##  理解を必要とするキーワード

### 1. 膝関節
　膝関節は解剖学的に膝蓋大腿関節と左右の大腿脛骨関節に分けられる．機能的に大腿脛骨関節は内側・外側大腿脛骨関節に分けられ，それぞれに異なる機能として捉える必要がある．

### 2. 骨構成
　膝蓋骨と大腿骨遠位端，大腿骨遠位端と脛骨近位端で構成される．膝蓋骨の裏面は凸で下方1/3は靱帯が付着して関節軟骨は見られない．

### 3. 膝蓋骨の位置
　大腿骨下部の前面に位置しており，膝関節伸展から最終屈曲に至る間で6〜7cmの滑りと回転運動が生じている．

### 4. 膝蓋骨の意義
　膝蓋骨には大腿四頭筋，膝蓋靱帯，内側・外側膝蓋大腿靱帯，外側・内側膝蓋支帯等が上下・左右から付着していて膝蓋骨の安定性を高めている．動きは上下・左右の滑りと垂直軸（立位肢位）での回旋が考えられる．膝蓋骨の意義として，テコの役割，大腿直筋の作用軸の変換，膝関節伸展モーメントの増大，関節面の保護等，様々な報告がみられる．

### 5. 関節包
　膝関節には関節包が1つ，関節は膝蓋大腿関節と大腿脛骨関節の2つ，その機能は屈曲・伸展，内転・外転，外旋・内旋の3つが考えられる．臨床上の考え方はこの3つの機能を理解した上で対応しなければならない．

### 6. 靱帯
　大腿脛骨関節では，関節内靱帯としての前・後十字靱帯，関節包靱帯としての内側側副靱帯，関節包外靱帯としての外側側副靱帯が挙げられる．また，細かいところでは，膝関節の後外側に集中して斜膝窩靱帯，ファベラ腓骨靱帯，弓状靱帯が存在して後外側構成体を構築し，前内側構成体とともに脛骨の外旋を制限している．

### 7. 膝蓋下脂肪体
　膝蓋大腿関節の膝蓋骨前下方で膝蓋靱帯の後方には脂肪が充填されていて関節の緩衝作用に役立っている．伸展時に脂肪体は膝蓋靱帯直下にあり屈曲とともに上方に移動して膝蓋骨と大腿骨間に押しやられる．膝蓋下脂肪体は知覚神経に富んでおり，膝蓋下脂肪体炎では運動痛が発生することになる．

### 8. 滑液包
　膝関節周囲の筋腱付着部には多くの場合，滑液包が存在しており，滑液包炎では腫脹と痛みが発生する．また，膝窩部滑液包はベーカー嚢とも言われており，ベーカー膿腫は厄介な症例として知られている．膝蓋上嚢にみられる腫脹は膝蓋跳動として観

## 触診の技術

察できる．

### 9. 筋

膝関節には，股関節からの筋と足関節に関係する筋が付着している．特に股関節からの筋は膝関節の屈曲・伸展と脛骨の回旋に強く関わっており，一方，足関節に作用する筋は膝関節の深層に入り込んで膝関節後方に痛みを発症することがある．さらに，インナーマッスルとしての膝窩筋は脛骨の内旋作用を持つことから膝窩筋の短縮（拘縮）は脛骨の外旋制限と前方滑りを妨げることになり，膝関節屈曲制限の１つの要因となっている

### 10. アライメント

計測には，大腿脛骨角（FT角），Q角，ミクリッツ線が用いられており，それぞれにアライメントとしての意義を有している．

### 11. 包内運動

膝関節屈曲の初期はころがり運動，次第にすべり運動が多くなっていく．この場合，すべり運動はOKCとCKCではその考え方は異なり，OKCではころがり運動後に脛骨は大腿骨下をすべり（gliding, or sliding），CKCではころがり運動後に大腿骨は脛骨上をすべる（spinning）．

### 正確な触知とその応用

①膝蓋骨を動かしてみよう．
②脛骨粗面を含めた膝関節伸展機構（大腿四頭筋－膝蓋骨－膝蓋靭帯－脛骨粗面）を触ろう．
③大腿脛骨関節の内側・外側関節（裂隙）を指で探ろう．
④脛骨の回旋角を予測しよう．
⑤側方動揺を膝関節伸展・屈曲位の両方で確認しよう．
⑥関節の前後の動揺を確認しよう．
⑦大腿前面と後面，外側・内側の筋を触知しよう．

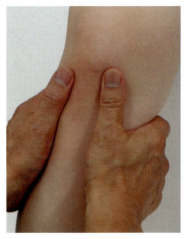

**膝関節の触察**
膝関節前面では膝蓋骨を触れることになるが，その動きの詳細を調べることが重要である．膝蓋骨の内側・外側，上部・下部の腫れや可動性（すべり運動）を観察し異常があれば原因を探らなければならない．
このような観察を膝関節の前面・後面，内側・外側で慎重に繰り返すことが手技の上達に不可欠といえる．

⑧鵞足部の筋をすべて触知しよう．
⑨内側で，静的・動的支持機構を確認しよう．
⑩外側で，静的・動的支持機構を確認しよう．
⑪膝窩部を触り，ハムストリングスと腓腹筋両頭を触ろう．
⑫膝窩部で脛骨を内旋させた時の膝窩筋を触ろう．
⑬上脛腓関節を触り，脛骨に対する腓骨の位置をみよう．
⑭内側半月の位置を推測しよう．
⑮骨盤の前傾後傾，大腿骨の回旋，脛骨の内反・外反と回旋，足関節の肢位を確認し，SHM（Screw Home movement）との関連性を確認しよう．

### 立位，または座位　動的　前方から

①立位で足を一歩踏み出して，膝の位置を観察しよう．
②膝伸展位から屈曲時の脛骨の回旋方向を確認しよう．
③膝屈曲位から伸展時の脛骨の回旋方向を確認しよう．
④膝関節屈伸時の膝蓋腱と膝蓋下脂肪体をみよう．
⑤足関節屈伸時の腓骨の動きを触知しよう（足関節にも用いる）．

# 足関節と足部の触診

 **理解を必要とするキーワード**

### 1. 足関節

足関節は解剖学的に距腿関節と距踵関節（距骨下関節）から構築されている．その役割は異なり，前者は距骨を介して足関節の屈曲・伸展を，後者は距骨と踵骨間で独自に３つの関節を構成し，踵骨上を距骨が屈曲・伸展，内転・外転，回内・回外運動を行うことで荷重に対するアライメントの調整に貢献している．

## 2. 骨構成

脛骨下端と腓骨下端でつくられる関節面（天蓋：凹関節）と距骨体（凸関節）から構成されており，足部の動きは腓骨下端の位置と長さによってコントロールされている．即ち，腓骨下端は脛骨下端に比べて遠位に長く伸びており，足部の"外返し"の抑制につながっている．また，腓骨は脛骨と比べて後方に位置しており，これは足部の外転を導くことに有利となる．

## 3. 脛腓関節

下脛腓関節は靱帯結合であり上脛腓関節は解剖学的関節となっている．下脛腓関節損傷では前・後脛腓靱帯の拘縮によって足関節の可動性が低下し足関節の背屈制限が生じやすい．一方，長期間の背屈制限は上脛腓関節（解剖学的関節）に影響して関節拘縮をもたらし，腓骨の正常な動きを阻害することになる．常にこの両者の動きを観察する必要がある．ちなみに，腓骨の正常な動きとは足関節の動きに対応する腓骨の動きを指しており，足関節の屈伸時には腓骨は上下に，左右に，さらに外旋・内旋を生じることになる．

## 4. 距骨の役割

距骨は体重を直接受けた後，前・中・後距踵関節を介して内側・外側アーチ，さらに踵骨隆起内側突起に向けて体重を分散している．

## 5. 関節包

距腿関節は一つの関節包で包まれており，距踵関節は3つの独立した関節包によって被覆されている．後距踵関節と前・中距踵関節間には足根洞（距骨溝と踵骨溝で構成）の陥凹があって両者は靱帯結合しており，臨床上，重度の足関節捻挫後に痛みを発症する部位として知られている．

## 6. 靱帯

関節包靱帯としての内側・外側側副靱帯があり，前者は三角靱帯として脛舟部・前脛距部・後脛距部・脛踵部の4つの線維が，後者は前距腓靱帯，踵腓靱帯，後距腓靱帯の3つがあって"内返し"の抑制に作用している．通常，三角靱帯は強靱で広範囲におよんでおり靱帯損傷の発生率は極めて低いといえる．一方，外側の靱帯は足関節底屈を主に制限する前距腓靱帯が"内返し"を強要されることで損傷する率は極めて高く，踵腓靱帯損傷と併せて慎重な治療が求められる．

## 7. 足根骨

7つの足根骨からなり，それぞれに解剖学的関節を構築する．それぞれの位置関係を正確に把握することが重要である．

## 8. 筋の作用

下腿の筋群は，前方区画，外側区画，後方区画（浅区画，深区画）に分かれており，それぞれに強力な筋膜によって内包されている．各区画の筋群について筋の役割を理解する必要がある．

### 正確な触知とその応用

①内果，外果の相互の位置と特徴を確認する．
②内果から脛骨下縁に至り，さらに腓骨までを触察する．
③外果の前後で腓骨前縁・後縁を触知し，下脛腓関節を確認する．
④下脛腓関節を触知後に足関節の動きに伴って生じる腓骨の動きを確認する．
⑤足関節背屈時の下脛腓関節の3つの動きを確認する．
⑥足関節底屈時の下脛腓関節の3つの動きを確認する．
⑦足関節背屈・底屈時の上脛腓関節の動きを観察する．
⑧内果を基準にしてその一横指下に載距突起の骨隆起を触る．
⑨載距突起の一横指前方に舟状骨結節を触る．
⑩第1中足骨を全長にわたって触察する．
⑪第1中足骨底と舟状骨間に内側楔状骨の存在を確認する．
⑫踵骨外側の前方に平らに触れる立方骨を触る．
⑬第5中足骨を全長にわたって確認し，第5中足骨基底部を触る．
⑭第1中足骨底と第5中足骨基底部の2点間にラインをひき，その傾きを確認する．
⑮ライン上で，中間楔状骨と第2中足骨，外側楔状骨と第3楔状骨が関節していることを確認する．
⑯ライン上に立方骨が第4，5中足骨が関節していることを確認する．
⑰天蓋の下に距骨を触り，距腿関節を再度確認する（関節裂隙に指を滑らせる）．
⑱舟状骨と距骨の間隙を触知して，距舟関節の位置を確認する．

# 触診の技術

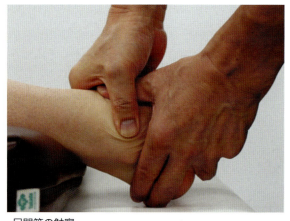

**足関節の触察**
足関節前面では距腿関節の関節面を触れる中で距骨体・距骨頸の触察を行う．また，脛骨（内果）と腓骨（外果）を触って両者間に動きのあることを観察する．
一方，天蓋に対して距骨が前方に滑る，あるいは後方に滑ることを理解する必要がある．
筋群の触察としては，各区画にみられる筋の多くは触ることが可能であり，作用を含めて確認する．

⑲踵骨を触り，その上に距踵関節を確認する．
⑳距骨を固定して，踵骨の内転・外転，底屈・背屈の他動的動きを確認する．
㉑全ての足根骨を触察して，それぞれの関節面を個々にスライドさせる（足根骨間の動きを確認する）．
㉒立方骨を基準に，二分靱帯（背側踵舟靱帯・背側踵立方靱帯）を触知する．
㉓外果の外方に，前距腓靱帯（踵腓・後距腓靱帯）を触る．
㉔内果の内側に，三角靱帯が位置する領域を触知する．
㉕踵骨内側突起の末梢に足底腱膜を触り，"ウインドラス（windlass effect）の巻き上げ効果"を確認する．
㉖"内返し"時に生じる足部の3次元での動きを確認する．
㉗"外返し"時に生じる足部の3次元での動きを確認する．
㉘下腿の各区画の筋肉を触り，それぞれを単独で収縮させて確認する．
㉙足背動脈，後脛骨動脈を触察する．
㉚足根管部を走行する筋（後脛骨筋，長指屈筋，長母指屈筋）の収縮を確認する．

## 肩関節に関わる筋の注意すべき作用

棘上筋　棘下筋　肩甲下筋　僧帽筋下部線維　広背筋　烏口腕筋　小胸筋
上腕二頭筋長頭腱　前鋸筋　肩甲挙筋　三角筋後部線維

### 棘上筋
①肩甲上腕関節の初期外転と安定性を確保する．
②大結節を烏口肩峰アーチ内に引き入れることで結果的に上腕骨頭の上方滑りを抑制する．
③thumb up 肢位での外転が考えられる．

### 棘下筋
①肩関節の様々な挙上角での外旋作用を有する．
②棘下筋下部線維の短縮は肩甲上腕関節の外転制限を発生させる．

### 肩甲下筋
①肩甲骨肋骨面の大部分を占めることから，肩関節の様々な挙上角で内旋作用を有する．
②上腕骨頭の前方移動（すべり）を抑制する．
③棘下筋と肩甲骨の表裏で面しており，停止部も大結節，小結節と相対することから，外旋・内旋の拮抗作用以外は共に肩甲棘－上腕骨間角に影響をおよぼす．

### 僧帽筋下部線維
①肩関節の肩甲骨面での挙上時に肩甲骨を上方回旋させる．
②日常生活でこの肢位（挙上）を行うことは少なく筋萎縮を呈しやすいので注意を要する．
③前鋸筋とともに肩甲骨を上方回旋させる筋であり，肩関節の挙上制限では特に評価の対象とする．

### 広背筋
①肩関節内転・内旋位で伸展を行う．
②この筋の短縮は肩関節の挙上時の外旋を制限するため，投球動作においては"肘下がり"を呈して肘関節に障害もたらす．

### 烏口腕筋
①肩関節の支持面を前方から安定させる．
②筋の緊張は筋皮神経を絞扼して前腕外側部に知覚異常をもたらすことがある．

### 小胸筋
①この筋の短縮は烏口突起を下方回旋させるため，

— 22 —

いわゆる "猫背" を呈しやすくなる.

②さらに短縮は肩関節の挙上にも影響を与える.

③筋短縮は吸気に影響を与えて胸郭の拡大を拒むことになる.

### 上腕二頭筋長頭腱

①肘関節の屈曲と同時に前腕の回外に働く.

②上腕骨頭を下方に抑制する.

③副靭帯的役割として，結節間溝を介して上腕骨頭をコントロールしている.

④棘上筋，棘下筋等の変性は代償性に長頭腱の負担を高めることになる.

### 前鋸筋

①肩甲骨の外転・上方回旋に重要な筋である.

②筋力低下によって，肩関節の挙上制限が発生する.

③肩甲帯筋の中で肩甲骨の安定化に最も影響をおよぼすといえる.

### 肩甲挙筋

①筋短縮は肩甲骨の上方回旋を妨げ肩関節挙上に影響をおよぼす.

②筋の緊張は肩甲背神経を絞扼して背部に知覚異常をもたらす.

### 三角筋後部線維

①後部線維は肩関節90°外転位での水平伸展に作用する.

②外側腋窩隙からでる腋窩神経は前方に向きを変えて三角筋を支配する.

## 股関節に関わる筋の注意すべき作用

腸腰筋　大腿四頭筋　縫工筋　薄筋　大腿筋膜張筋　大殿筋　中殿筋
ハムストリングス　外旋6筋　内転筋群

### 腸腰筋

①腰椎に最も影響をおよぼす筋として理解する.

②股関節屈曲拘縮の原因となる（トーマステスト：Thomas test）.

③MMTにおいては，骨盤を後傾して（体幹を後方に倒して）代償するから注意を要する.

④腰椎の後弯では，腸腰筋は後弯を助長する方向に作用するため注意を要する.

⑤腸腰筋は加齢とともに筋萎縮の進行が他筋に比較して早いことを理解する.

### 大腿四頭筋

①大腿直筋の短縮は骨盤を前傾させる.

②中間広筋の機能異常は膝蓋骨の可動性を低下させる.

③外側広筋膜には常に張力が加わることから筋膜の機能障害を呈しやすい.

④膝疾患者では内側広筋に最も筋萎縮を生じやすく，大内転筋と共に股関節内転力と膝伸展力の低下を生じることになる.

### 縫工筋

①鵞足に付着する筋のうち股関節の外転・外旋に関わる.

②筋力低下は股関節外旋位での屈曲を不可能にする.

### 薄筋

①大腿部内側を索状に走行する筋であり，鵞足滑液包炎の原因筋となる.

②膝伸展位での股関節外転制限にはこの筋の短縮が関係している.

### 大腿筋膜張筋

①筋短縮は腸脛靭帯の下部（外顆部）で運動痛を発症しやすい.

②筋短縮をきたしやすく，膝関節にO脚変形をもたらす.

③大腿筋膜張筋は骨盤を前傾させ，大殿筋は骨盤を後傾させることから線維性連結をしている両筋は骨盤の前後の傾斜を調整していることになる.

④大腿筋膜張筋は上前腸骨棘からガーディ（Gardy）結節に至るため，骨盤と膝関節の側方支持性に関わっている.

### 大殿筋

①大腿筋膜張筋とともに線維結合して腸脛靭帯となる.

②大殿筋の筋力低下は股関節以外に腰椎，膝関節に影響をおよぼす.

### 中殿筋

①筋力低下は骨盤の代償動作（トレンデレンブルグサイン（Trendelenburg sign）・デュシェンヌサイン（Duchenne sign））を生じる.

②骨盤の傾斜角によって，中殿筋の前部線維，中部線維，後部線維のいずれかに特に筋萎縮が強く表れることがある．

③中殿筋の筋力低下は股関節への荷重負荷を高めることになる．

### ハムストリングス

①筋短縮は骨盤を後傾させる．

②骨盤の前後傾や側方傾斜によって内側・外側ハムストリングスのいずれかに過剰な負荷，あるいは筋短縮をもたらすことがある．

③筋短縮は仙結節靭帯を介して仙骨の傾きに影響をおよぼす．

### 外旋6筋

①梨状筋を主とした6筋はインナーマッスルとして股関節の安定性に強く関わる．

②梨状筋等の短縮は股関節屈曲時，大腿骨頭の後方への回転を制限して屈曲制限をもたらす．

### 内転筋群

①膝関節疾患では，股関節転筋群に筋萎縮が著明にみられることを理解する．

## 体幹に関わる筋の注意すべき作用
### 外腹斜筋　内腹斜筋　腹横筋　腰方形筋　多裂筋　腹直筋

### 外腹斜筋

①上方では前鋸筋と交叉し，下方では広背筋と連結しながら第5〜12肋骨側面から起始して腹直筋鞘の前葉を構成し白線につく．後方では腸骨稜に筋質のまま付着して下腹部では腱膜となって鼠径靭帯の一部を構成する．

②内腹斜筋と拮抗する作用を持つ．例えば，骨盤を固定して体幹を右回旋する場合，左外腹斜筋と右内腹斜筋が同時に働くことになる．

### 内腹斜筋

①内腹斜筋の筋走行は上半分で外腹斜筋と直行し，下半分では横走している．

②前方（停止部）は第10〜12肋骨下縁と腹直筋鞘（前葉と後葉の2葉に分かれる）から，後方（起始）は胸腰筋膜（後葉）に連結する．

### 腹横筋

①最も深層にあって腹直筋鞘（後葉），恥骨に付着する．

②第7〜12肋軟骨と胸腰筋膜（前葉），鼠径靭帯外側半分から起始する．

③腹横筋は腹部を意識的にすぼめる（へこませる）時に作用する．

④腹部をへこませながら体幹の回旋を行うことは上記3つの筋を同時に収縮させることになる．

### 腰方形筋

①腸骨稜から肋骨下部，さらに腸骨稜・下部肋骨から各腰椎横突起に格子状に付着する．

②骨盤の引き上げに作用する．

③一方の筋が短縮すると腰椎の側弯（骨盤の側方傾斜）に影響する．

④慢性腰痛者では腰方形筋の筋力と短縮の有無を確認する必要がある．

### 多裂筋

①横突棘筋（半棘筋，多裂筋，回旋筋）の一つで，下部腰椎から仙骨の高さで最も太くなっている．

②腰仙関節（第5腰椎−仙骨）に対する伸展作用の必要性からこの部分が最も発達している．

③多裂筋は仙骨の傾きに大きく関係しており，仙骨のニューテーションを可能とする．

### 腹直筋

①3〜4個の腱画（中間腱）を有して筋収縮に有利な構造となっている．

②腹直筋は外腹斜筋，内腹斜筋，腹横筋の3つの腱膜が腹直筋鞘に移行しており，体幹前方を強力に支持する構造となっている．

③腹直筋鞘には前葉と後葉があり弓状線（臍の下方）を境に上では外腹斜筋と内腹斜筋の一部が前葉に，内腹斜筋の一部と腹横筋が後葉に移行している．一方，弓状線の下では3つの腱膜の全てが前葉に移行する．

# 肩関節

## 挙上制限の手技 1
## 肩甲上腕関節への介入

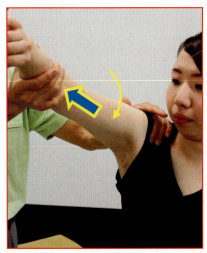

屈曲で前方通路を用いるときに，肩内旋位で長軸方向に牽引を加える

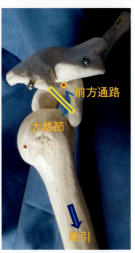

挙上時，第2肩関節における前方通路で牽引を加える例

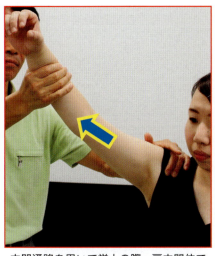

中間通路を用いて挙上の際，肩中間位で長軸方向に牽引を加える

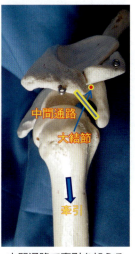

中間通路で牽引を加える例

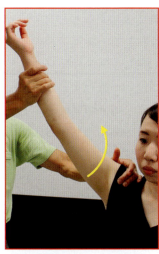

後外側通路を用いて外転する際に，肩外旋位で長軸方向に牽引を加える

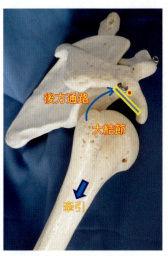

後方通路で牽引を加える例

### Advice

挙上制限が生じた角度（肢位）で上腕を保持し，上腕骨を長軸牽引すると同時に近位端（骨頭）を下方に滑らせるとよい．
ISPS（intrinsic shoulder pain syndrome）の約80％は肩峰下滑液包炎，癒着性関節包炎（腋窩陥凹に多い），上腕二頭筋長頭腱炎，腱板損傷に分類される（信原）．

### エキスパートの道
Road to Expert

肩関節で挙上に至るルートは前方，中間，後外方の3つ存在する．いずれの通路が適しているかを評価から判断する．同時に，肩峰骨頭間距離（AHI）を考慮してできるだけインピンジメントを生じさせない通路で拘縮除去のための手技と運動を行うようにする．

# 肩関節

## 挙上（・外旋）制限の手技2（特に，関節内圧に原因がある）肩甲下滑液包への介入

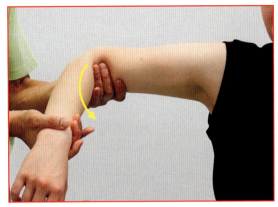

肩関節を90°外転位（2nd肢位）での内旋可動域を確認する

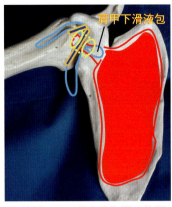

関節前面の関節上腕靭帯の位置とバイトブレヒト孔を示す（黄色）．バイトブレヒト孔は関節包と肩甲下滑液包の通路となっている

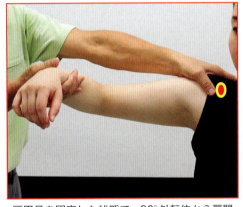

肩甲骨を固定した状態で，90°外転位から肩関節を安定させる

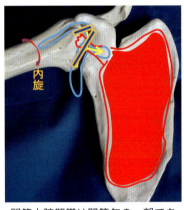

関節上腕靭帯は関節包の一部であり，肩関節内旋位は関節包内圧を高めることになる

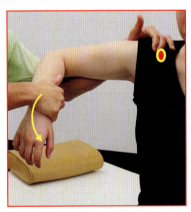

肩甲骨の安定下に，肩関節を内旋する．暴力的操作は行わない

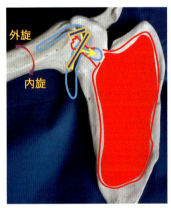

肩関節の内旋（他動的）は，関節液を肩甲下滑液包の方向に押し出すことになる

### Advice

バイトブレヒト（weitbrecht）孔の閉塞が疑われるケースではジョイントディステンション（joint distension）が良く用いられる（信原）．

具体的には，肩関節90°外転位で内旋を他動的に数回繰り返す．この操作は関節内圧を高めて関節液が肩甲下滑液包に向かって流出することを期待するものである．

### エキスパートの道 Road to Expert

信原の提唱するジョイントディステンション（joint distension）により関節内圧を高めて関節液を肩甲下滑液包に押し込む操作である．一気に可動域の改善をみることがある．即ち，関節包と肩甲下滑液包は関節液が流通しており，その部位は上関節上腕靭帯と中関節上腕靭帯間の隙間（バイトブレヒト孔）である．この部位の癒着が肩関節挙上制限や挙上痛の原因の一つと考えられている．

## 挙上（・外旋）制限の手技3（特に，関節内圧に原因がある）肩甲下筋短縮へのストレッチ介入

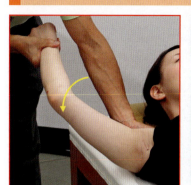
肩外旋位で挙上角度を確認する

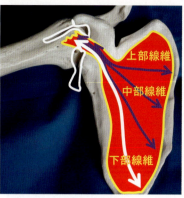
肩甲下筋は筋走行を異にする4つの線維からなるため，作用も複数考えられる

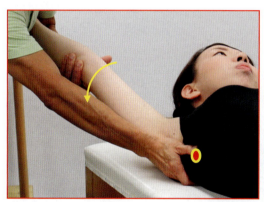
肩甲骨を固定し，肩外旋位でゆっくり挙上する

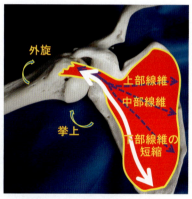
下部線維は挙上制限に働くと同時に，様々な挙上角で外旋制動が発生する

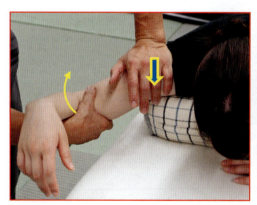
腹臥位で肩外旋位とし，上腕骨近位端を前方に押し込む

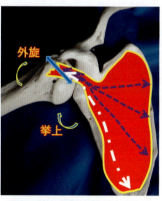
肩甲下筋は骨頭の前方を走行するため，筋短縮は骨頭の前方滑りを制限する

### Advice

肩甲下筋の短縮は肩関節の挙上を制限し，さらに挙上時の外旋を抑制する．よって，広背筋と同様，レイトコッキング（late cocking）期に"肘下がり"現象を示すことになる．

肩甲下筋の短縮は肩甲下滑液包を介して，関節内圧に関わると考えられる．

### エキスパートの道
Road to Expert

肩甲下筋の短縮は肩甲上腕関節の外転・外旋を制限し，ひいては肩関節に挙上制限をもたらす．特に，強靭である肩甲下筋下部線維は肩関節の挙上・外旋制限に大きな影響をもたらす．

前面には肩甲下筋，後面には棘下筋が相互に位置しており，両者のさまざまな挙上角での拮抗作用は臨床上興味をそそられるところである．

# 肩関節

## 挙上（・外旋）制限の手技 4
## 胸鎖関節への介入

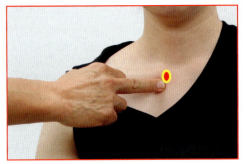

胸鎖関節の位置を確認する

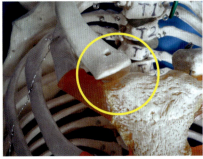

胸鎖関節が鞍関節であることを確認する

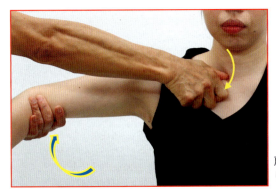

肩関節挙上の初期に，鎖骨頭を把持して下方に滑らせる

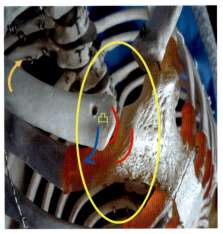

胸鎖関節の位置を確認する．挙上初期には鎖骨の内側端は下方に滑る（写真は胸鎖関節を右前上方よりみる）

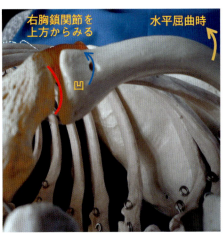

水平屈曲時，鎖骨内側端は前方に滑る（写真は胸鎖関節を右斜め後上方よりみる）

### Advice

胸鎖関節は鞍関節であり前額面（肩の外転・内転）では凸の法則に，水平面（水平屈曲・伸展）では凹の法則にしたがう．
挙上（外転・屈曲時）の初期（外転30°，屈曲60°以降）時に鎖骨内側端に下方への滑り（傾き）が生じない場合，鎖骨内側端を下方に滑らせる手技を行う．

### エキスパートの道
Road to Expert

胸鎖関節の可動性は肩関節挙上の初期にみられる．挙上時，静止期（setting phase）を超えた辺りから胸鎖関節で鎖骨の傾きが発生することを慎重に評価する．静止期とは肩関節外転時は0～30°，屈曲は0～60°をいい，肩甲骨の回旋は生じていないため，鎖骨は当然，動いていないことになる．肩関節の挙上時，鎖骨の傾きに左右差がみられる場合は胸鎖関節への介入が必要になる．

## 挙上（・外旋）制限の手技 5
## 肩鎖関節への介入

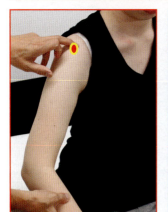
肩鎖関節の位置を確認する

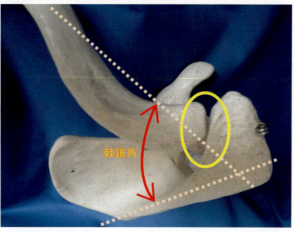
肩鎖関節（黄色○）の位置を確認し，棘鎖角が正常に機能しているかを確認する

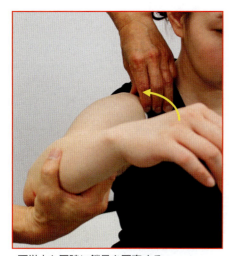
肩挙上と同時に鎖骨を固定する

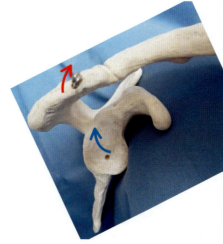
肩関節挙上時の肩鎖関節における肩甲骨の動きを確認する

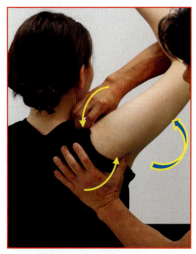
挙上最終時に鎖骨を固定すると同時に肩甲骨を上方回旋させる

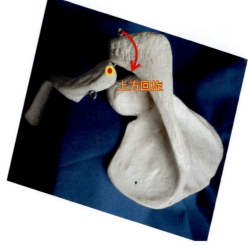
特に，最終挙上時に肩鎖関節での肩甲骨の回転が大きくなることを理解する

### Advice
肩鎖関節は挙上の最終段階で動くことが分かっている．最大挙上時（130°付近）で痛みや運動制限がみられるケース（high arc sign 陽性）では，肩鎖関節において肩甲骨の上方回旋を誘導するとよい．

### エキスパートの道
Road to Expert

肩鎖関節の動きは肩関節挙上の後半で発生する．挙上角度が120〜140°辺りで肩関節に痛みが生じれば（terminal pain）肩鎖関節に原因が考えられ，肩鎖関節への介入が必要となる．

肩関節挙上にしたがって鎖骨は後方に回転する．回転とともに棘鎖角は拡がることになる．また肩関節の降下とともに鎖骨は前方に回転して棘鎖角は元の角度（60°）に近づく．

# 肩関節

## 挙上（・外旋）制限の手技 6
## 肩関節前方構成体への介入

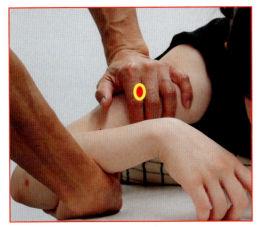

腹臥位で骨頭の前方滑り（遊び）を確認するため、手を当てる。他方の手は挙上するために肘の下におく

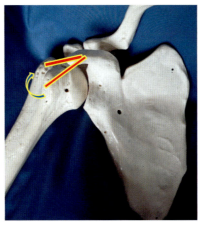

烏口上腕靭帯の短縮は肩関節の外旋を制限し、特に下部線維の短縮は挙上制限に働く

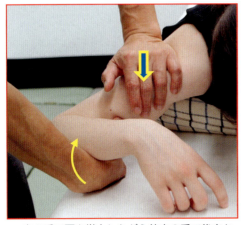

一方の手で肩を挙上しながら他方の手で後方から骨頭（上腕骨近位）を前方に押し込む

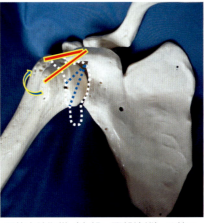

関節上腕靭帯（中部・下部線維）は特に外旋・挙上を制限する

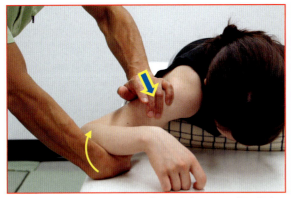

特に、押し込むときに硬さを感じる方向にさらに押し込む

挙上・外旋時の制限因子として、烏口上腕靭帯や関節上腕靭帯の短縮（伸張性低下）が考えられる

### Advice

関節上腕靭帯（関節包靭帯）や烏口上腕靭帯の短縮があるケースでは、腹臥位で後方より上腕骨近位端（骨頭）を前方に向けてゆっくりと押し込む。ただし、暴力的介入はリスクとなり、急激な操作は避けなければならない。常にエンドフィールを確認することがポイントといえる。

### エキスパートの道
Road to Expert

いわゆる陳旧性の肩関節周囲炎などは肩関節前方構成体に短縮・拘縮を伴っていることが多い。この場合、肩前方への介入を慎重に行う必要がある。もともと、肩関節の前方は脆弱であり、骨頭を前方に押し込む操作は陳旧例を除いてそれほど多くない。

## 挙上（・外旋）制限の手技 7
## 腋窩腔短縮への介入

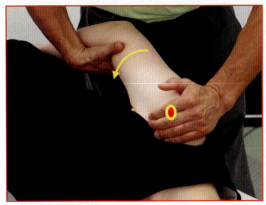

側臥位で肩を固定し，肩関節を内転・内旋位で安定させる

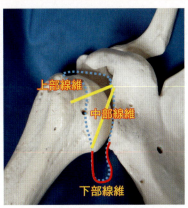

腋窩腔が関節上腕関節の下部線維であることを知る

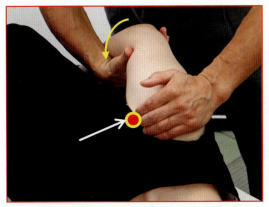

骨頭が前方に滑らないように指先で抑え込んでおく

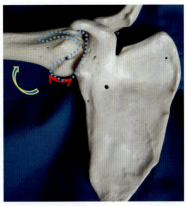

肩関節の挙上時に腋窩腔は伸張される

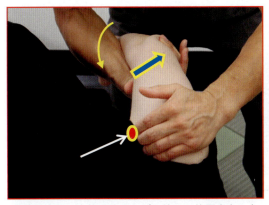

肩関節内転・内旋を強めながら徐々に伸展方向に力を加えていく

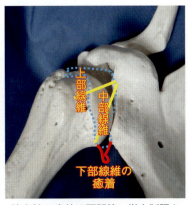

腋窩腔の癒着は肩関節に挙上制限をもたらす

### Advice

関節上腕靭帯（関節包靭帯）の下部線維は腋窩腔となってハンモック様の構造をしており，骨頭を受けるに都合よくできている．肩挙上時に下部線維は十分な伸張が必要とされており，この線維の短縮，あるいは癒着は肩関節に挙上制限をもたらすことになる．

### エキスパートの道
Road to Expert

腋窩腔は前後に走る下部線維（ハンモック様の構造）からなる．下部線維は関節包靭帯であるため，癒着は関節包の容量を低下させ，肩の可動性を大きく損ねることになる．

腋窩腔のストレッチ法は，肩甲骨を固定して挙上を行ってもよい．その場合，肩関節は内旋・外旋位のいずれにも行うことである．

# 肩関節

## 肩甲骨挙上の手技1（特に，肩甲骨の下方回旋をともなう）肩甲挙筋短縮へのストレッチ介入

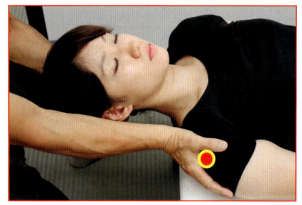
仰臥位で，後頭骨とC1〜4横突起，さらに，肩甲骨上角を含む内側縁を触知する

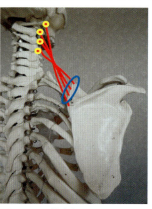
C1〜4の横突起から肩甲骨内側縁の上1/3の範囲に停止する

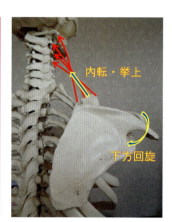
肩甲挙筋の作用は肩甲骨の挙上・内転・下方回旋である．

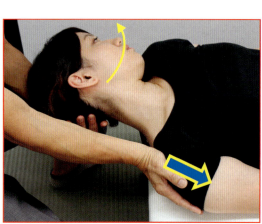
仰臥位で後頭骨を固定し，両者間を引き離すように肩甲骨を下方に押し下げる

さらに，頭・頸部の対側回旋と対側側屈を加えながら肩甲骨を下方に押し下げる．
注意）頭部に牽引を加えてはならない

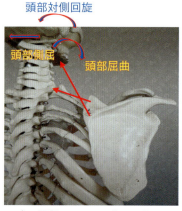
一方，頭部についての作用は伸展・同側側屈・同側回旋であることから，ストレッチ方向は上図に示すように，頭部屈曲，頭部対側側屈・対側回旋を行う．

### Advice

**肩甲挙筋の作用**
＜頭部に対して＞
伸展，同側への側屈と同側への回旋
＜肩甲骨に対して＞
挙上，内転と下方回旋

肩甲挙筋のストレッチは上記の作用の逆方向に伸張すればよいことが分かる．

### エキスパートの道

1. ストレッチの効果：機械的刺激であり，筋の伸張以外に廃用性筋萎縮の予防と筋膜性疼痛の要因となる筋膜の短縮を予防する（池田）．

ストレッチの方法：主に筋膜の伸張を意味しており，筋膜伸張は慌てずに時間をかけてゆっくり正確に行うことがポイントである．

2. ストレッチされる部位：筋線維そのものよりも筋膜が伸張され，さらに筋腱移行部での伸張も重要になる．

ストレッチは筋肥大をもたらす因子になり得る可能性があり，副交感神経優位から筋緊張の低下と血液循環改善が考えられる（山下）．

ストレッチは筋構成タンパク質の合成を促進する可能性がある．

## 肩甲骨挙上の手技2（特に，肩甲骨の下方回旋をともなう）
## 僧帽筋（下部線維）筋力低下への介入

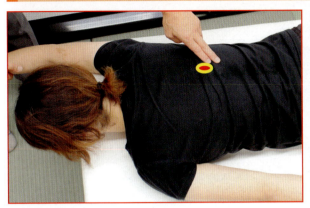
僧帽筋下部線維の領域を触知する

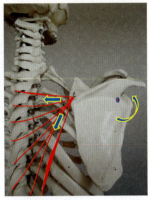
僧帽筋下部線維の位置を確認する．作用は肩甲骨の下制，内転と上方回旋である

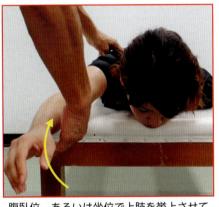
腹臥位，あるいは坐位で上肢を挙上させて術者は支え（支持）を外す

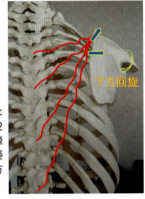
僧帽筋下部線維はTh 5よりTh 12棘突起から肩甲棘根部にある．筋萎縮は肩甲骨の下方回旋を生じる

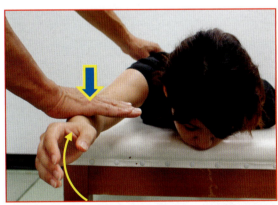
腹臥位，あるいは坐位で上肢を挙上する．必要に応じて抵抗を加える

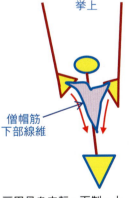
肩甲骨を内転・下制・上方回旋させて肩関節の挙上をスムーズに行わせる

### Advice

僧帽筋（下部線維）は筋萎縮が生じやすく，回復に時間を要するため，筋力強化に苦労する筋である．肩関節の挙上における下部線維の役割は極めて大きいため，この筋のチェックは必須と言える．

### エキスパートの道 Road to Expert

　僧帽筋下部線維を正確に触知できるようにし，最も筋の収縮が出る肢位を確認しておく．

　僧帽筋は上部・中部・下部線維のそれぞれの作用を理解する．特に下部線維は肩甲骨の上方回旋に有効に作用するため，検査法と筋力強化法を知っておかなければならない．

　僧帽筋下部線維の萎縮は肩甲骨の上方回旋を妨げ，肩甲上腕関節の適合不全により挙上障害を招くことになる．

# 肩関節

## 肩甲骨挙上の手技3（特に，肩甲骨の前傾をともなう）小胸筋短縮へのストレッチ介入

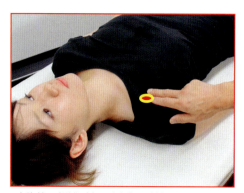

小胸筋の領域（烏口突起）を触知する

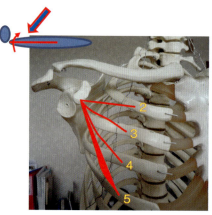

小胸筋は烏口突起から肋骨前面（2，3，4，5肋骨）に付着する

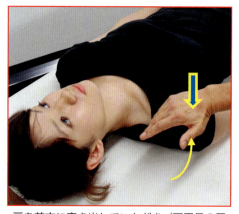

肩を前方に突き出していただき（肩甲骨の屈曲），術者は対側に軽く抵抗を加えて筋収縮をみる

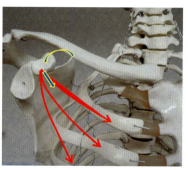

肋骨を固定した場合，烏口突起を下前方に引き下げる（肩甲骨の前傾）．短縮があると，肩甲骨は前傾して外観上は"猫背"を呈する

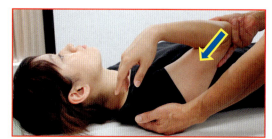

体幹を安定させ，上腕を体幹に沿わせながら肩関節を軽度内転・屈曲位で肘を後外上方に押し上げる

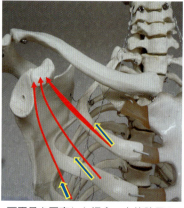

肩甲骨を固定した場合，上位肋骨を引き上げる．いわゆる，吸気時に作用する

### Advice

小胸筋の短縮は肩甲骨に影響を及ぼす．具体的には肩甲骨を前傾して屈曲90°までは下方回旋させる．前方から見て，烏口突起が健側と比べて前方・下方に触知できる場合は肩甲骨は前傾しており下角は浮き上がって（ウイングして）いると判断される．小胸筋に対するストレッチ法を理解すること（起始：2，3，4肋骨　停止：烏口突起）．

### エキスパートの道 Road to Expert

小胸筋の短縮は高齢者に多くみられ，吸気時に胸郭の可動性（拡がり）を減少させる．胸を開いて呼吸運動を行うとよい．

肩関節挙上時は肩甲骨の後傾が必要となる．小胸筋の短縮は肩甲骨を前傾させることから肩関節の挙上時に障害となる．

小胸筋は烏口突起を前方に突出させて肩甲骨を下方回旋させる．しかし，屈曲90°を超える辺りからはその作用は肩甲骨の上方回旋に逆転する．

起坐呼吸時に体をテーブル上に前傾させるのは小胸筋により肩甲骨を上方回旋させて吸気を楽に行う姿勢を取るためと肩甲骨を伸展しやすくするためと考えられる．

## 肩甲骨外方移動の手技 1
## 僧帽筋中部・下部線維の筋力低下への介入

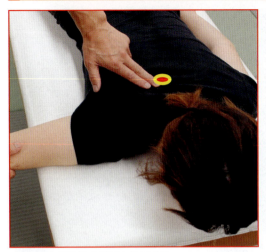

僧帽筋中部線維の領域を触知する

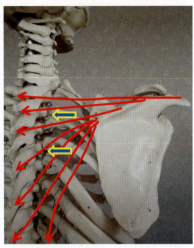

僧帽筋中部・下部線維はTh 12より上の領域から肩甲棘までに存在し，作用は肩甲骨を内転・下制させる

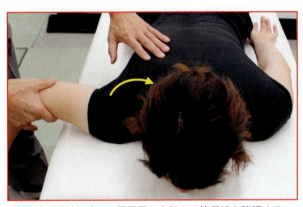

腹臥位で肩外転位から肩甲骨を内転させ筋収縮を確認する

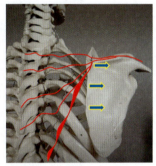

筋力低下は肩甲骨の内転・下制を不可能とし，外転，挙上位となる

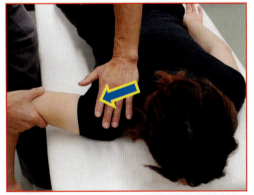

上肢を90°外転位から肩甲骨を内転させ，肩甲骨上で外方に抵抗を加える

### Advice

僧帽筋（中部・下部）線維に対する筋力強化法．
僧帽筋中部線維と三角筋後部線維のMMTは外観上極めて類似している．前者は肩甲骨に抵抗を，後者は上腕骨に抵抗を加えることになる．
即ち，固定する部位と抵抗を与える部位が大きく異なることを理解する．

### エキスパートの道 Road to Expert

僧帽筋の3つ（上部・中部・下部線維）はそれぞれに異なる動きを行うため，僧帽筋全体として捉えるべきではない．それぞれを分けて考える必要があるが，共通する作用としては肩甲骨の内転がある．上部・下部線維に限って共通する作用は内転以外に上方回旋がある．さらに，上部・下部線維の拮抗作用としては挙上と下制がある．個々に理解することが重要といえる．

# 肩関節

## 肩甲骨外方移動の手技2
## 棘下筋・小円筋短縮へのストレッチ介入

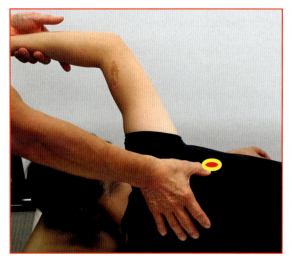

棘下筋・小円筋の位置を皮膚上から触知する

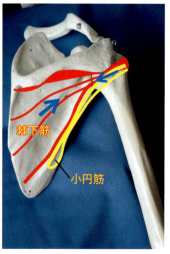

棘下筋・小円筋の短縮は間接的に肩甲骨を外方に変位させる

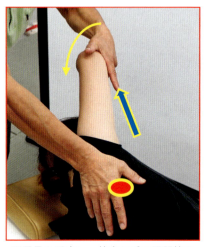

肩甲骨を固定し,他方の手で肩関節を内旋位で挙上していく

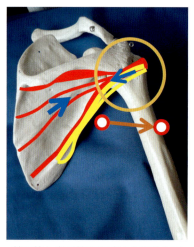

棘下筋と小円筋の短縮は上腕骨と肩甲骨を一体として体幹から引きはなすことになり,結果として肩甲骨の外方変位が生じる

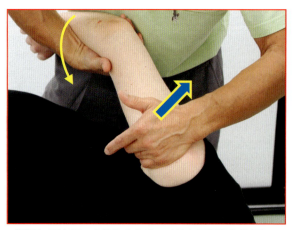

(別法) 肩内転・内旋位からゆっくりと肩関節を伸展していく.ケースによっては,長軸牽引を加えてもよい

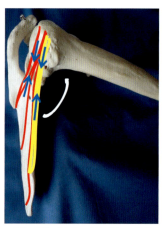

2nd 3rd 肢位で棘下筋・小円筋の筋緊張の程度を調べること

### Advice

棘下筋・小円筋に対するストレッチ法(2つ)とその肢位で直圧を加えるダイレクトストレッチ法が効果的である.さらに,その肢位を維持しながら筋膜伸張法も併せて行うとよい.

■参考
棘下筋下部線維(通常はこのような表現はない)と小円筋のストレッチ法は,肩甲骨を固定して肩甲骨面上で肩内旋位からの挙上が一般的である(図左中央).

### エキスパートの道
Road to Expert

　肩甲上腕関節の可動性(肩甲上腕リズムも含む)を左右で比較して筋短縮の程度を理解すること.

　この2筋は投球動作時(フォロースルーからボールリリース時)に遠心性収縮を余儀なくされるため,過剰な負担を強いられてオーバーワークとなり,筋スパズムから筋短縮をきたしやすい.

　拘縮初期の責任病巣に筋の炎症が挙げられる.筋の伸張性低下や短縮は次第に周囲の軟部組織に影響を及ぼして関節拘縮を生じさせる要因となる.

## 肩甲骨上方回旋障害の手技1
### 僧帽筋下部線維の筋力低下への介入（肩甲骨挙上の手技2参照）

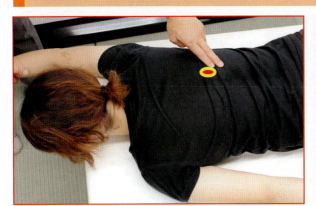

僧帽筋下部線維の領域を触知する

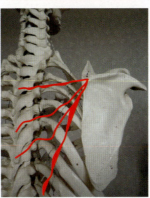

僧帽筋下部線維の解剖と作用を知る

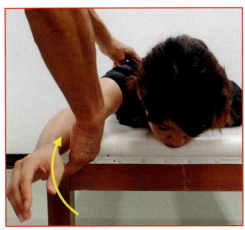

腹臥位，あるいは坐位で上肢を挙上させて術者は支え（支持）を外す

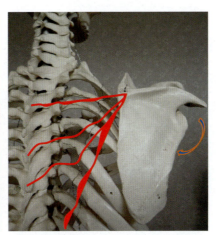

僧帽筋下部線維の筋力低下は肩甲骨を下方回旋させる

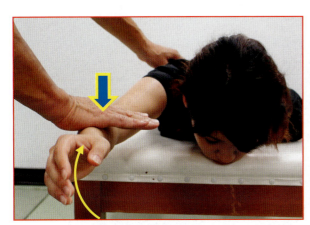

腹臥位，あるいは坐位で上肢を挙上する．固定は肩甲骨を外した体幹とし，必要に応じて抵抗を加える

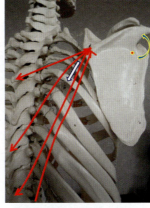

僧帽筋下部線維の筋力低下は肩甲骨を下方回旋させる．特に高齢者または円背のあるケースでは，筋力低下が著明となる

## Advice

肩甲帯筋の筋力低下は肩関節の機能に重大な影響を及ぼす．

肩甲帯筋のインバランスを評価する方法として，肩甲骨がフリーな状態と手で肩甲骨を固定させた状態で肩関節の機能に差が生じるかどうかから判断する．

肩甲帯筋群のテスト法として，自動運動による肘伸展テスト；EET（elbow extension test），肘プッシュテスト；EPT（elbow push test）が挙げられる．

## エキスパートの道
### Road to Expert

僧帽筋の上部・下部線維のいずれも肩甲骨を上方回旋させるが，特に下部線維の筋力低下の影響は大きく，臨床上著しい症状をもたらすことになる．

僧帽筋下部線維は肩甲棘根部に停止することから，そのベクトルは根部から発していると理解する．

# 肩関節

## 肩甲骨上方回旋障害の手技 2
## 前鋸筋筋力低下への介入

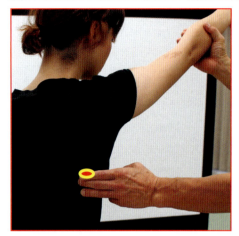
前鋸筋の触診を行う

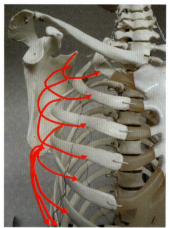
前鋸筋の解剖と作用を知る

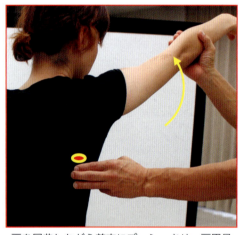
肩を屈曲しながら前方にプッシュさせ，肩甲骨の上方回旋と安定性を確認する

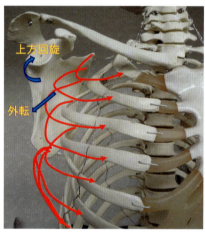
前鋸筋の作用を知って作用通りの動きが見られるかを確認する

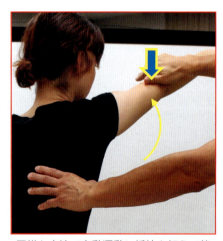
同様な方法で自動運動に抵抗を加えて筋力を判断する

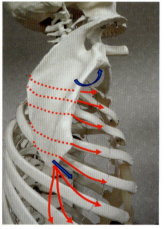
前鋸筋は第1～8（9）肋骨から肩甲骨内側縁に付着するが，強力な下位の線維の多くは下角に停止する

### Advice

前鋸筋の筋力低下は肩甲骨の翼状肩甲（wing scapula）を発生させる。
肩関節の挙上時，肩甲骨の安定性と上方回旋に最も必要な筋肉である。
この筋の評価にはEET，EPTが用いられる。
前鋸筋に対する筋力強化法を理解することである。

### エキスパートの道
Road to Expert

　肩甲骨の安定性はあらゆる肩関節の評価において基本となり，大切な位置を占める．特に，肘伸展テスト（elbow extension test：EET）は肩甲骨の安定性を確認する上で重要なテスト法である．前鋸筋は外腹斜筋と線維連結しており，体幹のアライメント異常は前鋸筋の筋力に影響を及ぼす．

　前鋸筋の主要部分（下部線維の多く）は肩甲骨下角に停止することから，そのベクトルは下角から発していると理解する．

## 肩甲上腕関節での外転障害の手技 1
## 肩峰骨頭間距離（AHI）狭小化への介入

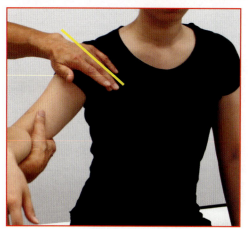

肩甲骨面上で上肢を軽度外転し肩峰と大結節間に手であてる

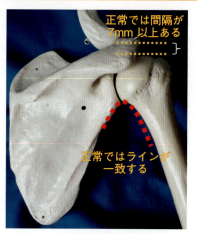

正常では間隔が7mm以上ある
正常ではラインが一致する

棘上筋は肩関節の外転作用以外に上腕骨頭を下方に押し下げて関節を安定させる役割がある

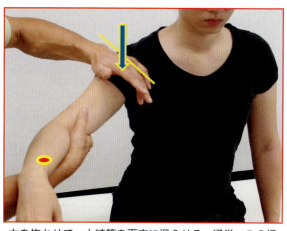

力を抜かせて、大結節を下方に滑らせる。通常、この操作はむずかしく、大結節が下方に沈まないことが多い

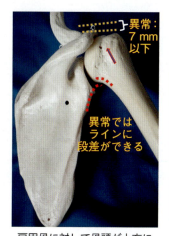

異常：7mm以下
異常ではラインに段差ができる

肩甲骨に対して骨頭が上方に移動していることを確認する

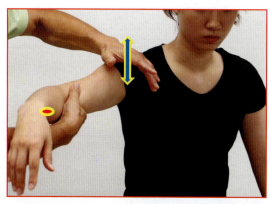

エンドフィールを確認し、痛くない範囲で下方への圧迫（滑り）と弛緩を繰り返す。この時、肘を軽く牽引しながら挙上して大結節を下方に沈めるとよい

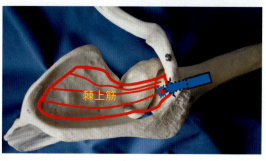

棘上筋（インナーマッスル）のインバランスを改善目的に関節包の弛緩と下方への可動性を確保する

### Advice

肩峰骨頭間距離は7mm以下で断裂を疑う（信原）。また、狭小化は腱板変性による骨頭の上方移動と肩峰下滑液包炎、滑液包癒着や滑液包の容量低下が考えられる。
AHIは肩関節外転時に抵抗を加えるとより判断しやすくなる（誘発テスト）。
AHIの確保は、骨頭を下方に引き下げて肩峰―大結節（骨頭）間を離開する。
AHI：acromio-humeral interval

### エキスパートの道
Road to Expert

肩関節挙上時、骨頭は関節窩に正確に適合（支点形成が重要）する必要がある。肩挙上時に骨頭は下方、あるいは後方に滑る必要があり、その動きを誘導することになる。

棘上筋、棘下筋はC5,6レベルの支配を受けており、肘屈曲位でのMMTで筋力低下が認められればC5,6レベルも併せて評価する。

肩峰骨頭間距離（AHI）が狭い場合、棘上筋の萎縮や肩甲上腕リズムから断裂の有無を確認、さらに、MMTで左右を比較する。

# 肩関節

## 肩甲上腕関節での外転障害の手技 2
## 肩峰骨頭間距離（AHI）狭小化への自動運動の介入

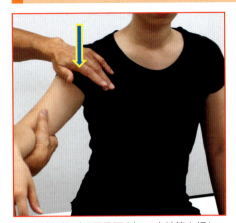

軽度外転位（肩甲骨面上）で大結節を押し下げ，この肢位で自動外転を行わせる

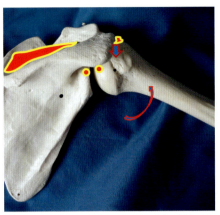

棘上筋は骨頭を下方に抑制しながら外転を誘導する働きがある

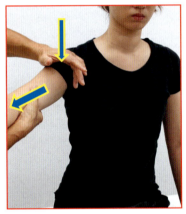

軽く牽引を加えて棘上筋を有効に収縮させながら自動外転をさせる．実際，この操作はむずかしく肩を突き上げてしまうことが多い．肘を回転させるように説明を加え，できるだけ棘上筋の収縮を誘導するように努める

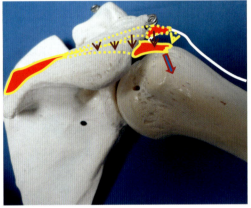

骨頭を下方に圧迫しながらテコを応用して肩の初期自動外転を行わせる

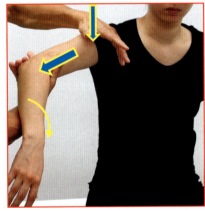

肩関節を内旋位，外旋位として，同様の条件下で肩関節を自動外転させる

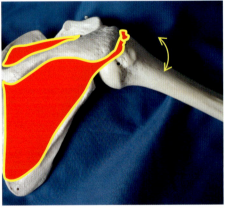

棘上筋と棘下筋の筋連結を考慮する．また，肩甲下筋の強化も併せて行う

### Advice

1. 肩峰骨頭間距離を確保しての棘上筋の自動運動（筋の再教育）を行う．
2. 棘上筋と三角筋は共に外転筋（フォースカップル：force couple）だが作用は全く異なる．即ち，外転時に三角筋が優位となれば真の外転は不可能であり，棘上筋が優位となるような外転を確保する．
3. 関節内は陰圧であることから，損傷に伴う筋力低下は関節包を関節内に陥入させてインピンジメントを生じやすくする．

### エキスパートの道
Road to Expert

　肩関節外転時には腱板筋群（インナーマッスル）が効率よく働く必要がある．end feel を確認しながら棘上筋が肩峰下で引っかからないように誘導することである．即ち，引っかかりの出ない環境下で棘上筋の収縮運動を行うことになる．
　腱板損傷では棘上筋が十分収縮できず関節窩と骨頭間に支点が確保できないまま三角筋が収縮して外転が行われる．これでは烏口肩峰アーチ下に大結節が滑り込めずに肩峰を押し上げる（インピンジメントが生じる）ことになる．棘上筋が効率よく作用できるような環境をつくり，外転運動を再学習させることがポイントである．即ち，外転時に関節窩と骨頭間で支点を形成する必要があり，その確保が本手技の目的である．

## 肩峰下インピンジメントの手技1
## 大結節への介入①

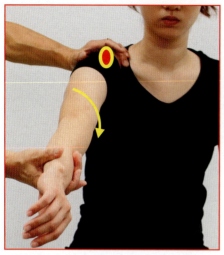
肩関節内旋位でインピンジメントの程度を確認する（ニアーテスト）

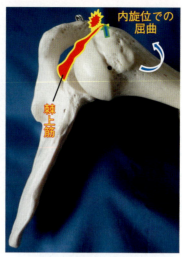
正常では，肩関節内旋位での屈曲時に大結節は肩峰直下に位置する

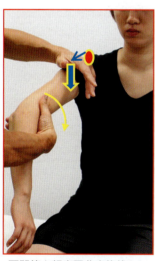
肩関節を軽度屈曲内旋位として上腕骨近位を下方に滑らせる

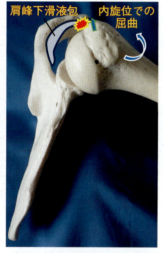
痛みを訴える場合は肩峰下滑液包等が原因となるケースが多い

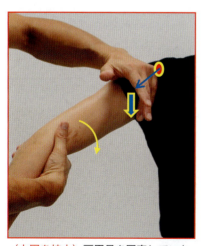
（上図を拡大）肩甲骨を固定していた手を上腕近位端に滑らせて下方に押し込んだ状態で肩関節の屈曲運動を行わせる

肩峰下インピンジメントは肩甲上腕関節間に原因がある場合と肩甲骨の上方回旋が障害されて生じる場合の2通りを考える．本頁の手技は前者に該当する．

### Advice

大結節を触知し，肩甲上腕関節の動きと大結節の位置を推察する．即ち，肩の挙上時，大結節がどの位置にあるかを触知しながら大結節の通路をイメージすることである．
肩峰下インピンジメントでは，肩峰骨頭間距離（AHI）を確認する．誘発テストとしては外転に対して抵抗を加えればよい．

### エキスパートの道
Road to Expert

肩関節内旋位での挙上時に大結節は肩峰下でインピンジメントしやすい．ニアーテスト（Neer test），ホーキンステスト（Hawkins test）等で確認する．その原因として肩峰下滑液包炎，棘上筋腱炎や腱の変性等が考えられる．

肩関節の挙上に際しては，前方通路（屈曲），中間通路（中間位での外転），後方通路（外転）の3つの通路が用いられ，それぞれに肩関節内旋位・中間位・外旋位での挙上となる．挙上角と大結節の位置も併せて確認するとよい．

# 肩関節

## 肩峰下インピンジメントの手技 2
## 大結節への介入②　　プーリー使用の応用

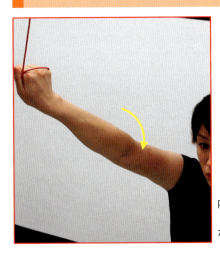

内旋位で屈曲させるとインピンジメントが生じて，肩甲骨の挙上・上方回旋が強制されることを確認する

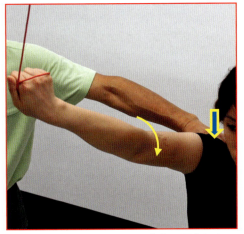

さらに，肩甲骨を固定して内旋位で屈曲させるとインピンジメントにより肩甲骨が上方に突き上げられるのを触察できる

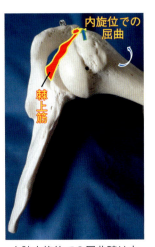

上肢内旋位での屈曲時は大結節が肩峰直下にインピンジメントする

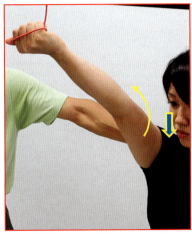

インピンジメントを避けるため，肩甲骨を固定して，外旋位で屈曲させる

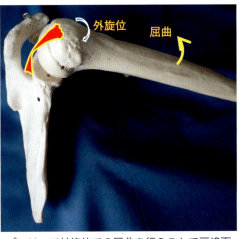

プーリーで外旋位での屈曲を行うことで肩峰下でのインピンジメントを避けるようにする

### Advice

プーリーによる自動運動は日常よく使用される．内旋位での屈曲はインピンジメントをきたしやすいため，肩関節外旋位での運動を指導すると良い．即ち，肩関節外旋位での挙上を繰り返し行うことになる．

### エキスパートの道
Road to Expert

　自動運動で用いるプーリー運動は大結節が肩峰に当たらない肢位で行わせることが重要である．肩関節内旋位・外旋位の両者で行って痛みが発生するまでの角度を確認し，痛みの生じない肢位で行うように指導する．

## 肩峰下インピンジメントの手技 3
## 肩甲骨への介入

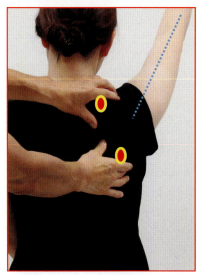

挙上時，上角，下角等を目安にして肩甲骨の位置と上方回旋の角度を確認する

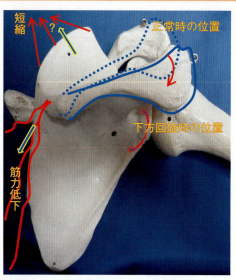

肩甲骨は肩甲帯筋群によって安定している．肩関節屈曲時は肩甲骨の上方回旋が必要となるので，上角，下角を目安に回旋角を確認する

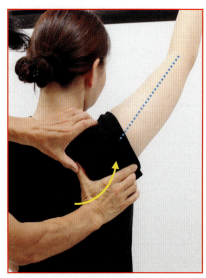

肩甲骨の上方回旋に機能異常が見られれば，肩甲骨を把持し肩関節挙上と同時に肩甲骨の上方回旋を行う

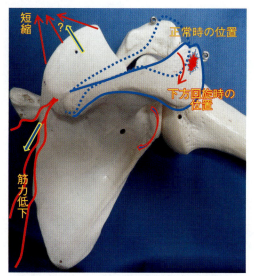

肩甲上腕リズム，または肩甲棘—上腕軸角から肩甲骨の回旋角を左右で比較する

肩峰下インピンジメントは肩甲骨上腕関節間に原因がある場合と肩甲骨の上方回旋が障害されて生じる場合の2通りを考える．本頁の手技は後者に該当する．

### Advice

**肩甲骨上方回旋の誘導法**

①肩甲骨を上下に挟んで上方回旋を促す．または，側臥位で患者さんの手を背中に回した肢位で肩甲骨の回旋を促す．

②肩甲骨の下方回旋に作用する肩甲挙筋，菱形筋，烏口腕筋，小胸筋の筋伸張を行う．

③肩甲骨の上方回旋に作用する僧帽筋，前鋸筋の筋力強化を行う．

肩甲帯筋の短縮，または筋力低下が上方回旋の障害となっていることが多い．

### エキスパートの道
Road to Expert

インピンジメントの原因に肩甲骨の上方回旋障害が挙げられる．よって，肩挙上時に肩甲骨を他動的に上方回旋させながらインピンジメントを避けるような操作を行う．これは肩甲骨への直接的介入である．

肩関節内旋位での屈曲時，肩甲骨を他動的に上方回旋してインピンジメントが緩和されるかどうかを確認することが重要である．

# 肩関節

## 肩峰下インピンジメントの手技 4
## 上腕骨頭への介入

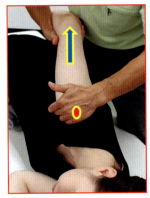
肩甲骨肩峰端を固定し上腕骨を長軸方向に軽く牽引する

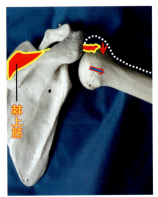
肩関節は上腕軸方向に一定の関節離開（distraction）が必要となる

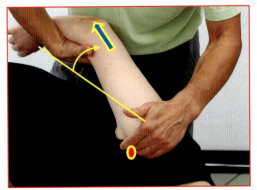
肩関節の角度を様々に変えて長軸方向に軽く牽引を行い，特に制限の強い角度での長軸牽引を行う

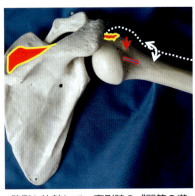
健側と比較して，牽引時の"関節の遊び"を左右差から比較し，関節包の伸張性を高める

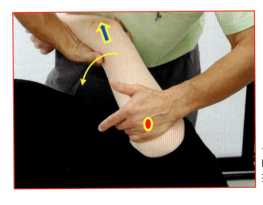
その肢位で，棘上筋へのアプローチを目的に牽引と同時に軽く内旋を加えながら押し込んで離開を行う

### Advice
上腕長軸方向での牽引は関節包を伸張する上で効果がある．また，肩関節内旋・外旋位での長軸牽引も併せて行うと良い．ただし，暴力的な牽引は筋スパズムを高めるため，禁忌である．

### エキスパートの道 Road to Expert
インピンジメントの原因に上腕骨長軸方向での"遊び"の少ないことが挙げられる．肩甲骨面上で上腕骨を長軸方向に牽引を行い，まずはニュートラルで，次いで外旋位で，さらに内旋位で行って特に"遊び"の少ない肢位での長軸牽引を重点的に行う．

特に短縮している関節包や関節包靭帯の伸張を目的とする．

"手技療法"のとらえかた　手技に直結する関節の動きと基本操作

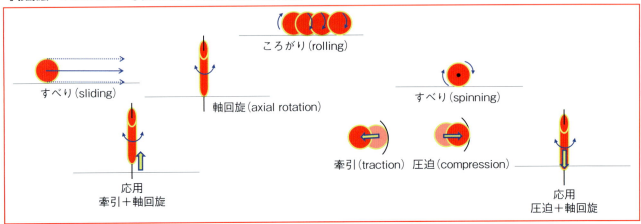

— 44 —

## インターナルインピンジメントの手技1
## 上腕骨頭と前方構成体への介入

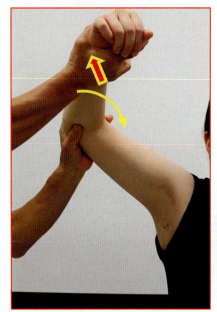

肩関節の前方を覆う内旋筋群を強化して骨頭の前方滑りを抑制する．肩甲骨面上で肩関節を挙上した肢位で内旋運動に抵抗を加える

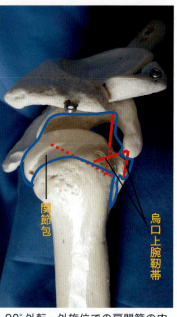

90°外転・外旋位での肩関節の内旋・外旋角と筋力を調べる

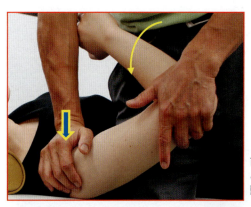

前方から骨頭に手掌を当てて後方に押し込み，その肢位を保ったままで内旋の自動運動を行わせる

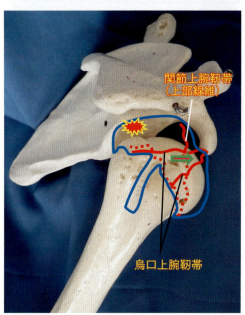

肩関節前方構成体が脆弱な場合，過外転時に骨頭は前方に滑ってしまう

### Advice

インターナルインピンジメント（internal impingement）は挙上（投球動作など）に関節窩後方と棘上筋腱が衝突して痛みを生じるものである．原因として関節の前後不安定があり，前方の支持性低下が挙げられる．肩前方の靭帯や筋肉の強化が必要である．

### エキスパートの道
Road to Expert

肩関節の運動において骨頭の前方移動（滑り）が大きい場合，インターナルインピンジメントをきたしやすくなる．骨頭の前方滑りを抑制しながら回旋自動運動を行うことがポイントである．一方，ローテーターインターバル（rotator interval：RI）の脆弱性や骨頭の前方滑りを抑制する肩甲下筋の役割は極めて重要といえる．肩甲下筋は挙上60°以上では骨頭を引き下げる作用を有することから，painful arc（60〜120°）に対する治療法として肩甲下筋の筋力強化が推奨される．

# 肩関節

## インターナルインピンジメントの手技 2
## 関節後方構成体へのストレッチ介入

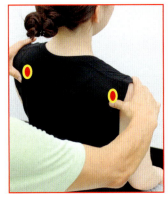

後方にある筋（QL）の硬さを確認する

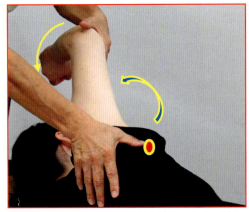

さらに肩甲骨を固定し肩関節内旋位で上肢を挙上する

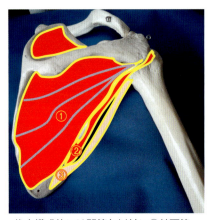

後方構成体には関節包以外に①棘下筋，②小円筋，③大円筋等が関与する

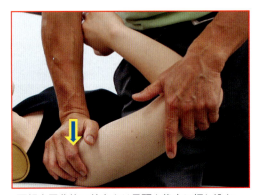

肩軽度屈曲位で前方より骨頭を後方に押し込む．間接的に後方構成体を伸張することができる

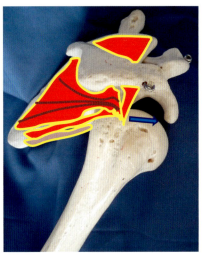

後方構成体の短縮は挙上時に骨頭を前方にスライドさせる

### Advice

インターナルインピンジメントでは，肩関節後方構成体の伸張が有効である．ストレッチには，ダイレクトストレッチ：DS，ホールドリラックスストレッチ：HRS，スターティックストレッチ：SS 等を用いる．小円筋の短縮では 2 nd 肢位での内旋制限がみられ，また棘下筋下部線維（便宜上）の短縮は挙上時に内旋制限をもたらす．

### エキスパートの道
Road to Expert

肩関節後方構成体が硬いと肩関節挙上時に骨頭は後方に滑らずに前方に滑ってしまう．関節包後部線維を含めた後方構成体への介入が必要になる．通常，ストレッチ方法として，棘上筋短縮や腋窩腔の癒着には肩関節伸展位での内旋が用いられる．棘下筋上部線維の短縮には肩関節軽度挙上位での内旋が効果的である．後方関節包や棘下筋下部線維のストレッチには肩関節挙上位での内旋が用いられる．ただし，骨頭が前方に滑らないように前方から押さえこんで行う必要がある．

## インターナルインピンジメントの手技3
## 肩甲下筋への介入

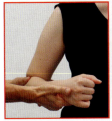 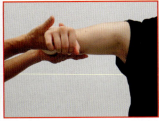 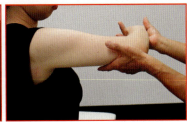

1st　　　　　　　2nd　　　　　　　3rd

3つの肢位で肩甲下筋の筋力をみる

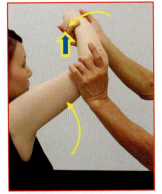

肩関節の角度を様々に変えて肩甲下筋の強化を行う

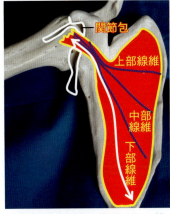 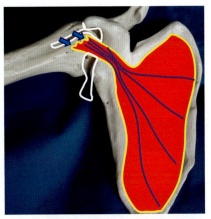

肩甲下筋の解剖を理解する．特に，上部線維，中部線維と下部線維で異なり，下部線維は挙上時の外旋を抑制する（機能的，このように呼んでいる）

肩甲下筋は骨頭の前方を走行することから，筋力強化によって骨頭の前方滑りを抑制できる．特に，肩関節前方脱臼後のリハビリに必須のものといえる

### Advice

肩甲下筋は肩甲骨窩の大部分を占めており，その内旋作用は下垂位から挙上に至る広範囲な角度で生じている．

肩甲下筋の役割は，
①肩前方の支持機構（骨頭の前方移動を防ぐ），
②5～6個の筋束からなるため，いかなる挙上角での内旋も可能となる，
③60°挙上位の内旋が最も効果的といえる，
④挙上60°以上では骨頭を引き下げる作用がある．
肩関節前方構成体の脆弱性を予防する目的で肩関節前方に位置する内旋筋群の強化が行われる．
さらに，骨頭を後方に圧迫しながら肩関節の内旋運動を行うとよい．

### エキスパートの道
Road to Expert

肩甲下筋は骨頭の前方を走行するため，この筋の強化によって骨頭の前方移動を抑制できる．これは肩関節前方脱臼の予防的処置として重要である．一方，肩甲下筋の短縮は肩甲上腕関節の外転・外旋を制限し，ひいては肩関節に挙上制限をもたらす．特に，強靭な領域を占める肩甲下筋下部線維の短縮は肩関節の挙上制限にかなりの影響を及ぼす．肩関節の前面には肩甲下筋，後面には棘下筋が相対して位置しており，水平面では拮抗筋としての役割が考えられる．このことは臨床上，興味深いと考えている．

# 肩関節

## "肘下がり"の手技
## 広背筋短縮へのストレッチ介入

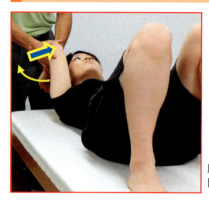

股関節を屈曲した肢位で脇を締めて肩関節を外旋しながら挙上する

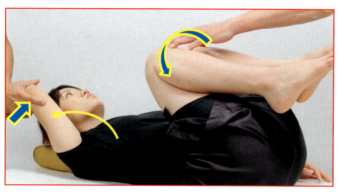

さらに，股関節を深く屈曲して安定させ，片方の脇を締めて肩外旋位で挙上する

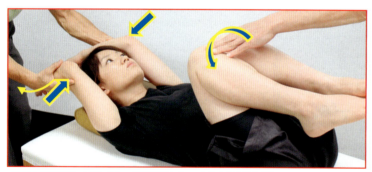

両方同時に行っても良い（脇が開かないように注意する）

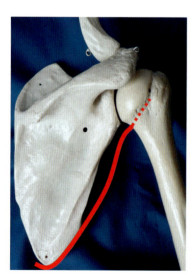

広背筋の作用は肩内旋・内転位での伸展である

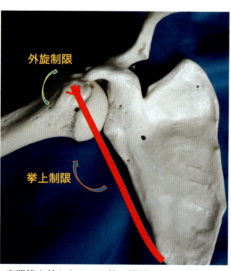

広背筋を前からみる．筋の短縮は，肩関節の内転・外旋位（肘を締める肢位）での挙上制限をもたらす

### Advice

**広背筋の短縮**

広背筋は胸腰筋膜から起始しており，筋の短縮は肩関節屈曲・内転位からの外旋を制限する．

広背筋の短縮と関連して大円筋，さらに，肩甲下筋（下部線維）についても筋短縮を疑っておく．

### エキスパートの道 Road to Expert

広背筋の短縮により生じる"肘下がり"は投球動作時に上腕をゼロポジション位に持っていけないため，"手投げの状態"となって肘関節障害をもたらすことになる．

広背筋筋膜は下層にある厚い胸腰筋膜そのものから起始しており，他に内腹斜筋，腹横筋が胸腰筋膜から起こっている．

また固有背筋は胸腰筋膜の後葉で包まれ，腰方形筋とは前葉で区切られている．

よって広背筋は胸腰筋膜を介してさまざまな影響を受けると考えられている．

## 斜角筋症候群の手技1
## 前斜角筋と第1肋椎関節への介入

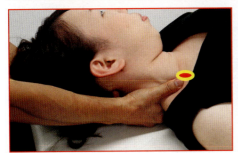

前方から第1肋骨を触知する．第1肋骨には前斜角筋が付着する

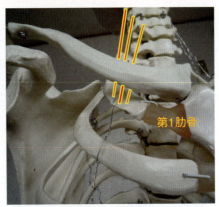

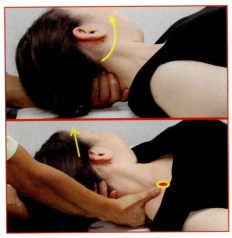

前方よりC4，5，6横突起の前結節に指をおき，側屈・対側回旋時に第1肋骨を下方に押し込む

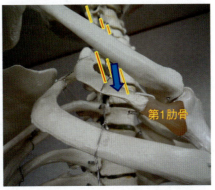

第1肋骨の前斜角筋停止部は敏感であるから，圧迫するという意識ではなく，C4～6間を相対的に牽引する気持ちで行う

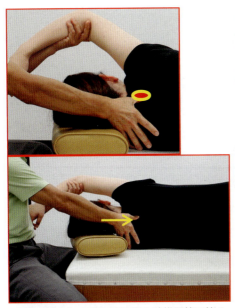

上肢を挙上して吸気時に第1肋椎関節で第1肋骨頭を下方に押し込む

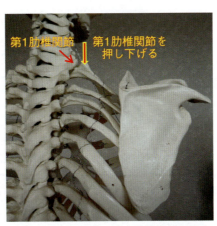

上肢の挙上と同時に第1肋椎関節を第1肋骨を利用して上から下方に押し下げる

### Advice

前斜角筋はC4，5，6横突起の前結節から第1肋骨に付く．

第1肋骨の可動性低下は前斜角筋に緊張（筋スパズム）を発生させて腕神経叢と鎖骨下動脈に絞扼を生じさせることがある．

### エキスパートの道
Road to Expert

　斜角筋症候群は胸郭出口症候群の一つであり，前斜角筋と中斜角筋の間で第1肋骨上（斜角筋隙）を通る腕神経叢と鎖骨下動脈が圧迫されて放散痛や痛みを呈した疾患をいう．

　第1肋骨に可動性低下，あるいは機能異常が生じた場合，前斜角筋の機能に影響を及ぼすことがある．

# 肩関節

## 斜角筋症候群の手技2
## 前・中斜角筋への介入

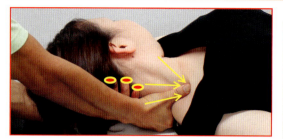

前方より，前・中斜角筋を愛護的に圧迫する．この場合，頭部を左右・前後に動かしながらゆっくりと行うとよい

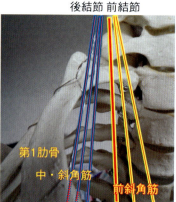

筋の走行と付着部を知る

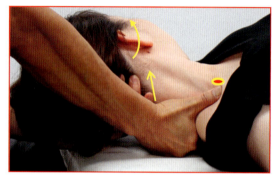

頭部を対側側屈・回旋して第1肋骨間を対向牽引する

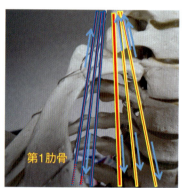

筋の付着部から筋ストレッチのための頸椎の動きを知る

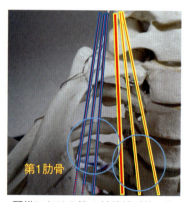

頸椎における筋の付着部（前・後結節）から筋圧迫の位置を知る

### Advice

中斜角筋はC2〜7横突起後結節から第1肋骨に付く．前・中斜角筋自体に筋スパズムが生じた場合，腕神経叢，鎖骨下動脈に絞扼が生じることがある．筋そのものの伸張手技，あるいは直圧を用いることは有効といえる．

ただし，痛みはかえって筋スパズムを増強させるため，愛護的に行うことがポイントである．

### エキスパートの道 Road to Expert

3つの斜角筋は頸椎の全ての横突起（前斜角筋は前結節，中・後斜角筋は後結節）から肋骨（前・中斜角筋は第1肋骨，後斜角筋は第2肋骨）に向かう．よって，横突起に対して直圧を行い，あるいは直圧を加えながら頸椎の回旋を行うと良い．

## 斜角筋症候群の手技 3
## 後斜角筋と第2肋椎関節への介入

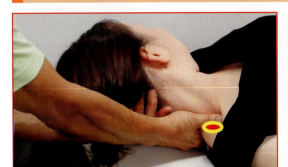
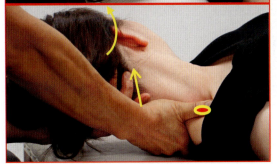

C3～5辺りを保持し，後斜角筋（第2肋骨）に他方の母指をあててゆっくりと牽引する

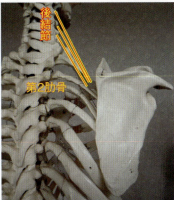

第2肋骨には後斜角筋が付着する

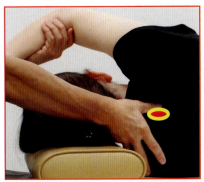
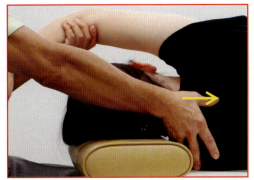

上肢を挙上して吸気時に第2肋椎関節で第2肋骨頭を下方に押し込む

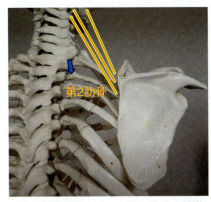

第2肋椎関節に対して第2肋骨を肩挙上と同時に下方に押し下げる

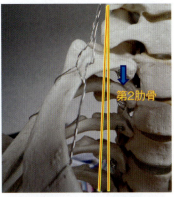

第2肋椎関節における肋骨頭関節と肋横突関節に対して上から下方に向けて押し下げる

### Advice

後斜角筋はC5～7横突起後結節第2肋骨に付く．第2肋骨の可動性低下，異常可動性は後斜角筋に緊張（筋スパズム）を発生させて間接的に中斜角筋を介して腕神経叢，鎖骨下動脈に絞扼を生じさせることがある．

### エキスパートの道
Road to Expert

　第2肋骨の可動性低下，あるいは異常可動性は中・後斜角筋の機能に影響を及ぼすことがある．

# 肘関節

## 屈曲制限の手技1
## 腕尺関節への介入①

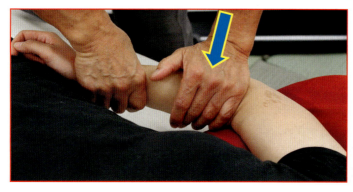

仰臥位で尺側を下にし，上腕骨下端にクッションを入れて腕尺関節の横断的滑り（撓側から尺側に）方向を確認する

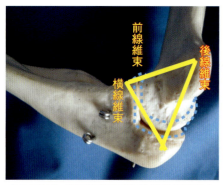

肘屈曲時に腕尺関節の横断的動きを理解する．ライン（黄色）はMCLの3つを示す

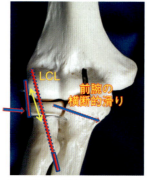

肘屈曲時に腕尺関節の滑りの方向を知る．ライン（赤色）はLCLの2つを示す

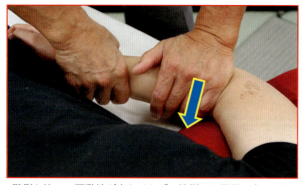

腱側と比べて可動性が少なければ，撓側から尺骨に向けて下方に押し込む（スライドさせる）

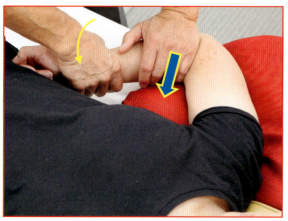

肘の屈曲角を変え，エンドフィールを確認しながらこの操作を繰り返す

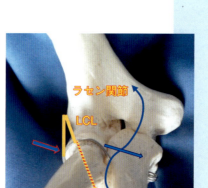

肘屈曲時に腕尺関節の横断的動きとしての"遊び"を必要とする

### Advice

腕尺関節において，撓側から尺側方向に横断的な滑りを行う理由：腕尺関節はスパイラルな関節であるため，肘屈曲時は上腕骨に対して尺骨はわずかに尺側方向に滑る必要がある．肘関節外側部（特に，LCLの外側尺骨側副靭帯）が硬いと肘屈曲が障害されることがある．

### エキスパートの道
Road to Expert

肘関節はラセン関節であり，前後方向の滑り以外にわずかな横断的滑りが必要となる．肘関節屈曲時，尺骨は上腕骨に対して尺側方向への滑りが必要であり，その方向への介入を行う．

## 屈曲制限の手技2
## 腕尺関節への介入②

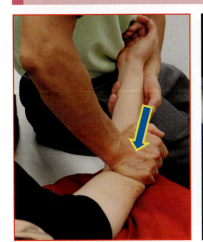
上腕骨に対する尺骨の後方滑りを行うため，尺骨の近位前面に手を置く

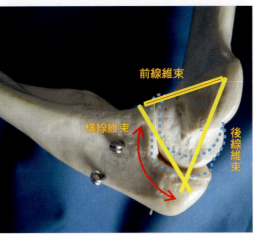
曲率の等しい関節間では滑りの割合が大きくなる

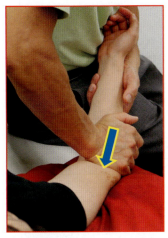
上腕骨遠位端にクッションをおき，肘頭が後方に滑る方向に尺骨近位を下方にゆっくりと押し込む

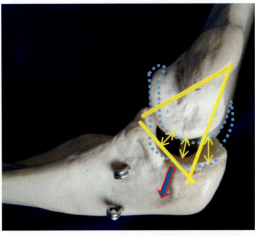
曲率の等しい関節間ではわずかな離開が関節の動きに影響する．左図の手技の際，末梢への長軸牽引を加えてもよい

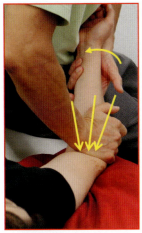
肘の屈曲角と押し込みの向きを変えながらこの操作を繰り返す

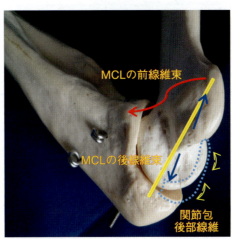
関節の離開によって，後線維束や関節包後部線維の伸張性を高める

### Advice
上腕骨滑車に対して尺骨滑車切痕を後方に押し込む目的は，関節の滑りと離開を確保することにある．
肘関節に術者の前腕を挿入してテコを利用するのも良い．

### エキスパートの道 Road to Expert

1. 肘関節屈曲時に尺骨は上腕骨に対して後方への滑り（関節の離開）が必要になる．屈曲制限が生じている角度で関節の離開を行う必要がある．

2. 前方構成要素の上腕筋の短縮が原因となって肘関節に屈曲制限がでているケースでは腕尺関節への"後方すべり"は有効である．理由として，上腕筋の深層線維は尺骨粗面の近位で関節包に線維性連結をしているため，屈曲時に関節包の"挟み込み"を避ける意味がある．また，伸張手技により関節包の伸張が期待できるからである．

# 肘関節

## 伸展制限の手技　腕尺関節への介入

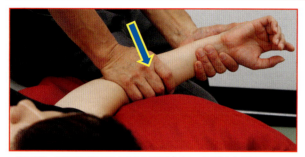
伸展時，腕尺関節での尺骨の撓側方向への滑りを行う

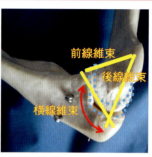
伸展に腕尺関節の横断的な滑りが必要となる

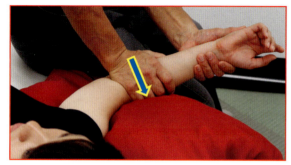
上腕骨に対して尺骨を撓側にスライドさせる

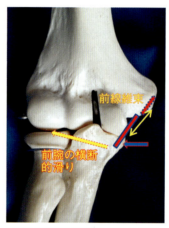
伸展時に腕尺関節の尺骨は撓側への滑りが必要となる

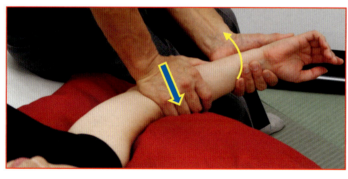
肘の伸展角を変え，エンドフィールを確認しながらこの操作を繰り返す

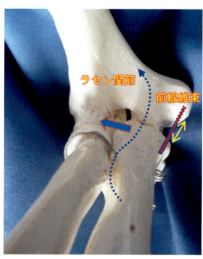
伸展時に腕尺関節の横断的滑りと同時に関節間離開が必要となる．上記の手技の際，末梢への長軸牽引を加えてもよい

### Advice

腕尺関節において，尺側から撓側方向に横断的な滑りを行う理由：腕尺関節はスパイラルな関節であるため，肘伸展時は上腕骨に対して尺骨はわずかに撓側方向に滑る必要がある．肘関節内側部〔特に，MCL（前部線維）〕が硬いと肘伸展と屈曲が障害されることがある．

### エキスパートの道 Road to Expert

　肘関節伸展時，上腕骨に対して尺骨は撓側に滑る必要があり，またこの操作はMCLを伸張する効果も考えられる．

　特に，MCLの前部線維の短縮は肘関節の伸展制限を，後部線維は屈曲制限を生じさせると同時に，前者は伸展位での尺骨の撓側への滑りを，後者は屈曲位で撓側への滑りを障害することになる．

## 回内制限の手技
## 近位・遠位橈尺関節への介入

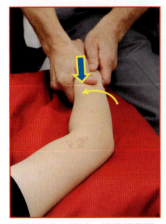

前腕回内と同時に遠位橈尺関節で橈骨を掌側に軽く押し込む

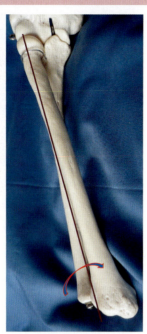

回内は橈骨頭と尺骨頭を結んだラインを回旋軸とする

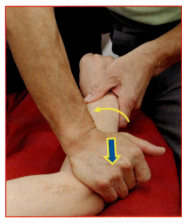

前腕回内と同時に近位橈尺関節で橈骨頭を後外方に滑らせる

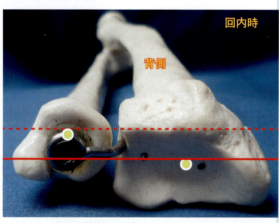

回内時，橈骨は掌側に下がり，尺骨は相対的には背側に滑る

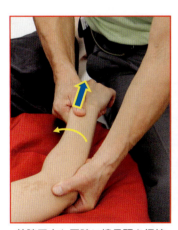

前腕回内と同時に橈骨頭を把持して長軸方向に牽引を加える

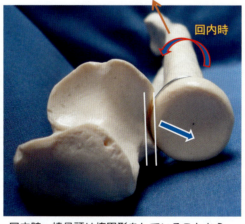

回内時，橈骨頭は楕円形をしていることから，自動的に後外方に変位する

### Advice

回内時，遠位橈尺関節において橈骨は掌側に下がるため，橈骨を掌側に沈める手技を行う．一方，近位橈尺関節は回内と同時に橈骨頭を後外方に滑らせるようにする．

### エキスパートの道
Road to Expert

　前腕の回内時，橈骨は橈骨頭と尺骨頭の長軸を軸として尺骨の周囲を回転する．この時，遠位橈尺関節では橈骨は掌側に沈み込む動きが生じている．一方，近位橈尺関節では橈骨頭は回転しながら後方に滑っている．さらに，橈骨は尺骨に対して長軸方向で遠位に滑っている．

　近位橈尺関節での回転と同時に近位橈尺関節間で滑りが生じていることを理解する．

# 肘関節

## 回外制限の手技
## 近位・遠位橈尺関節への介入

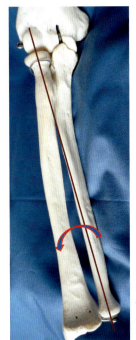

回内・回外は橈骨頭と尺骨頭を結んだラインを回旋軸とする．いずれかに障害が生じると他方の関節に影響をおよぼすことになる．よって，回内・回外制限については，両関節を治療の対象にする必要がある

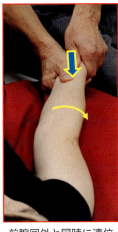

前腕回外と同時に遠位橈尺関節で橈骨を背側に軽く押し込む

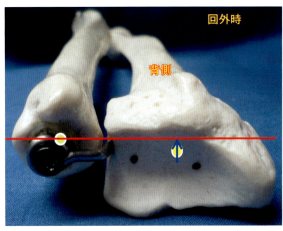

回外時，橈骨は背側に上り，尺骨は相対的には掌側に滑る

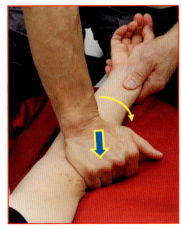

前腕回外と同時に近位橈尺関節で橈骨頭の可動性を確保する

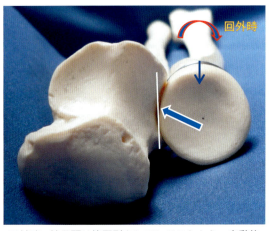

回外時，橈骨頭は楕円形をしていることから，自動的に内上方に変位する

### Advice

回外時，遠位橈尺関節において，尺骨に対して橈骨頭は背側に滑る．回外と同時に橈骨を背側に滑らせる手技を行う．一方，近位橈尺関節には回外と同時に橈骨頭を前内方（前面）に滑らせる．

### エキスパートの道
Road to Expert

1．前腕の回外時，橈骨は尺骨の周囲を回転するが，遠位橈尺関節では橈骨は背側に浮き上がる動きが生じている．一方，近位橈尺関節では橈骨頭は回転しながら前内方に滑っている．

2．回外時，回外筋の収縮によって輪状靭帯の緊張が高まり，肘関節外側部の支持性を高めることになる．

## 外側上顆炎の手技1
## 前腕伸筋共同腱すべりへの介入

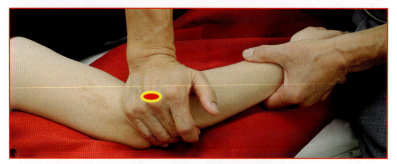

上腕骨外側上顆を正しく触知し，手掌を皮膚下の伸筋共同腱上におく

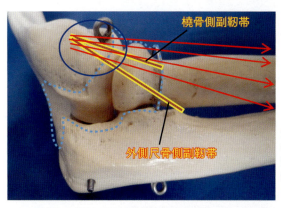

外側上顆に付着する伸筋共同腱とその走行（矢印）．青点線は関節包を，赤（黄枠）線はLCLを示す．LCLは外側尺骨側副靱帯と橈骨側副靱帯からなる

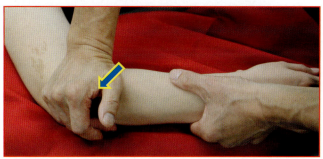

肘関節屈曲位で筋走行に対して横断的に弦を伸ばす方向にスライドさせる

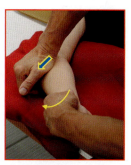

肘関節を伸展しながら同様に共同腱に横断的滑りを加える

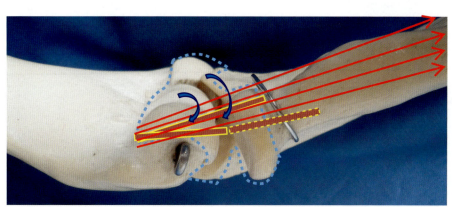

肘伸展時，共同腱は外側上顆を超えて下方（後方）に滑る．また，腕橈関節の後方関節包の肥大は共同腱の滑りを障害する．よって，肘関節伸展時に伸筋共同腱を下方（後方）にスライドさせるとよい（矢印）

### Advice

**外側上顆炎の要因**

①共同腱の最も深層にある短橈側手根伸筋腱の変性，肥大，断裂
②滑膜ヒダの肥大・炎症
③腕橈関節の後方関節包の肥大
④腕橈関節における橈骨の機能障害

等が考えられる（熊井，他）．

### エキスパートの道
Road to Expert

　前腕部の伸筋共同腱は，肘関節伸展と同時に背側（後方）に滑ることになる．共同腱の滑りが障害されると肘関節伸展時に痛みが発生する．外側上顆直下にある伸筋共同腱に手掌を密着させ，ゆっくりと抵抗（緊張）を感じるところまで横断的滑りを加えることが重要である．

# 肘関節

## 外側上顆炎の手技 2
## 撓骨頭への介入

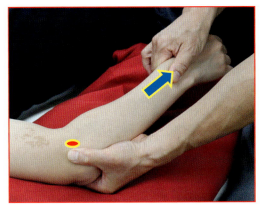

撓骨頭を触知し，撓骨遠位端部を把持して末梢牽引にそなえる

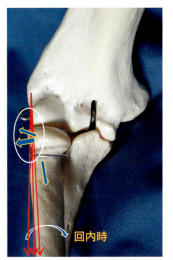

撓骨頭の機能障害は肘外側軟部組織に過剰な外力（刺激）を加えることになる

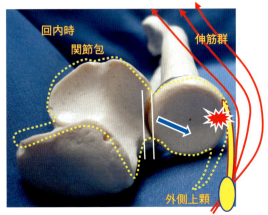

撓骨頭の機能障害が肘外側軟部組織にストレスを生じさせることになる

### Advice

撓骨頭の機能異常に対する手技は，撓骨を末梢牽引しながら撓骨頭を後方に押し込むなどの方法がある．撓骨頭の可動性確保を目的とする．

### エキスパートの道
Road to Expert

尺骨と撓骨頭の位置関係を確実に理解して（あるいは，健側と比較して）近位橈尺関節（尺骨上での撓骨頭）の動きを感じ取れるように熟練しておく．撓骨頭の動きの正常パターンを知って左右の比較を行い，撓骨頭に可動性の低下が見られれば手技を加える．

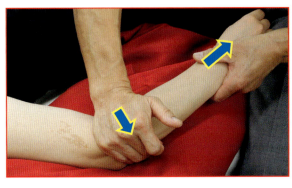

撓骨遠位端を末梢に牽引すると同時に撓骨頭を後方（肘頭側）に向けて5〜6回滑らせる

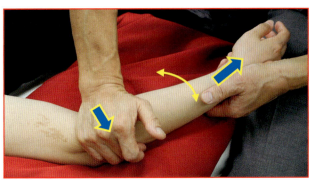

前腕を回内・回外しながら撓骨遠位端部に牽引を加え，さらに撓骨頭を後方に5〜6回滑らせる

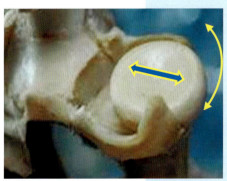

撓骨頭は回旋時，内・外側に変位するが，その機能不全は関節包を含めた軟部組織にストレスを生じさせる

## 外側上顆炎の手技 3
## 腕尺関節に対する介入

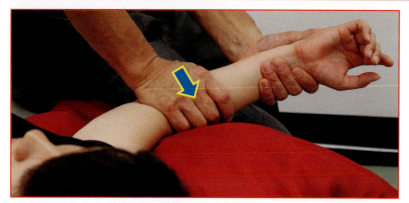

上腕骨下にクッションをあて，撓側を下にして安定させ，ゆっくりと尺側から撓側に押し込む

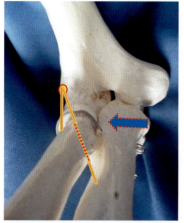

腕尺関節を介して撓側にある軟部組織（LCLや関節包）に伸張刺激を加える

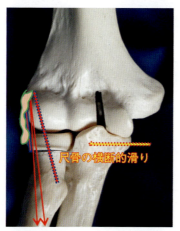

腕尺関節を介して伸筋共同腱に伸張刺激を加える

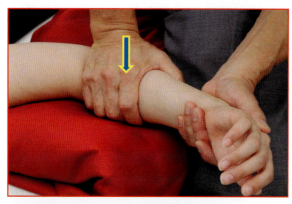

肘関節の角度を変えながら前腕部近位端を撓側（下方）に押し込んで横断的滑りを行う

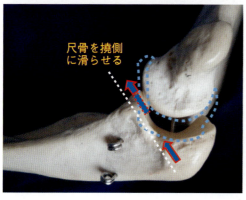

腕尺関節を介して横断的な圧迫を加えて撓側の軟部組織に伸張刺激を加える．関節面の方向（白点線）を把握することが大切である

### Advice
腕尺関節の横断的滑りの確保を目的に，上腕骨に対して尺骨を尺側から撓側に押し込むようにして滑らせる．

### エキスパートの道
Road to Expert

　上腕骨遠位端と前腕部近位端を正確に把持して前腕を尺側から下方（撓側）に圧迫（滑らせる）する．両者間にわずかな滑りが発生していることを理解する．この機能障害（すべりの障害）は間接的に外側上顆への過剰なストレスとなって外顆炎の発症要因となる．

　外側上顆炎のケースでは，肘関節外側（撓側）部を構成する骨構造，軟部組織に機能異常を呈していることが多い．手技は骨構造と軟部組織に異常がある場合に用いることになる．よって介入前の評価が重要となる．

# 肘関節

## 外側上顆炎の手技 4
## 前腕伸筋共同腱へのストレッチ介入

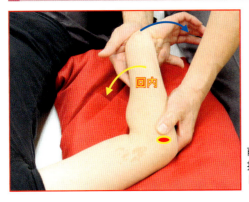

前腕伸筋共同腱の起始部である外側上顆を把持し，他方の手は手関節をもってストレッチの肢位を確保する

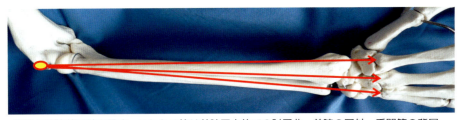

前腕の伸筋共同腱を示す．これらの筋は前腕回内位での肘屈曲，前腕の回外，手関節の背屈・橈屈に作用する

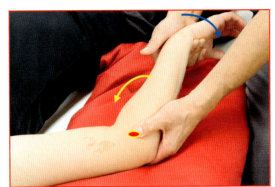

前腕回内位で手関節を掌屈・尺屈として把持する

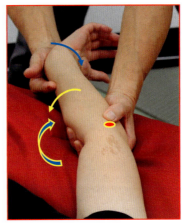

その肢位のまま緩めることなく，同時に肘関節を伸展する

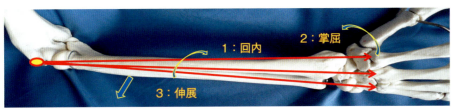

前腕の回内と同時に手関節の掌屈・尺屈を行い，そのまま肘関節を徐々に伸展する

### Advice

前腕伸筋群へのストレッチ法を理解する
実施時には，肘関節，前腕部，手関節の筋が関わる全ての関節を意識しながら行うこと．
static stretch：SS
direct stretch：DS
hold relaxed stretch：HRS

### エキスパートの道 Road to Expert

　前腕伸筋共同腱の短縮は，外側上顆への過剰な負担となって炎症を惹起する．特に短橈側手根伸筋の短縮が影響すると考えられている．

　主に短橈側手根伸筋のストレッチでは，手関節を中間位として掌屈すればよい．またこの肢位（ストレッチの肢位）を保った状態で外側上顆の1～2横指下方をしばらく圧してもよい（direct stretch）．

## 内側上顆炎の手技 1
## 前腕屈筋腱へのすべりの介入

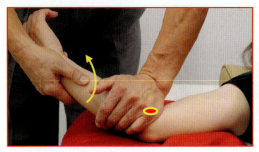

一方の手で前腕回外位を保持する．他方の手で内側上顆直下に前腕屈筋群を触知して手掌を密着させる

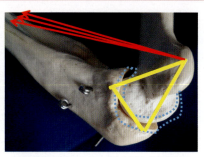

肘関節屈曲位での内側上顆と屈筋群の肢位を示す

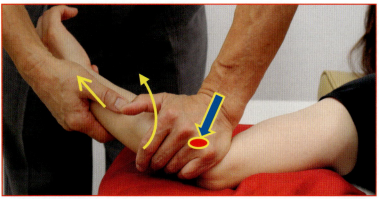

前腕を末梢に牽引しながら回外・外反を行い，他側の手掌部を屈筋群起始部に密着させて屈筋群を下方（後方）に圧迫（滑らせる）する

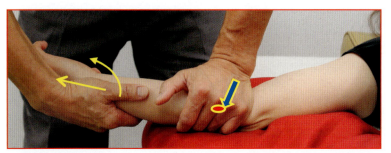

肢位を保ちながら肘関節を伸展させて同時に内側上顆直下の屈筋群を後方に押し込む

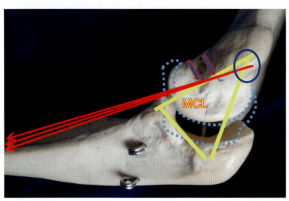

肘関節軽度伸展位での内側上顆と屈筋群の肢位を示す．屈筋共同腱（赤矢印）は伸展と同時に下方に滑る
黄線は MCL を示す．青点線は関節包を示す

### Advice

肘関節伸展・屈曲時，前腕屈筋群には前後に横断的移動（滑り）が生じている．その動きが妨げられると付着部炎をきたすことがある．したがって腱の可動性を目的に横断的にスライドさせる必要がある．

### エキスパートの道

内側の共同腱（屈筋腱群）は伸筋腱群と同様，肘関節屈伸時に横断的滑りが必要である．肘関節の屈筋腱に手掌を密着させて横断的伸張を行う．さらに，内側上顆と肘頭間にある肘部管を意識しながら，その構成体である尺側手根屈筋を含めた屈筋群を十分に伸張させるとよい．

# 肘関節

## 内側上顆炎の手技 2
## 前腕屈筋共同腱へのストレッチ介入

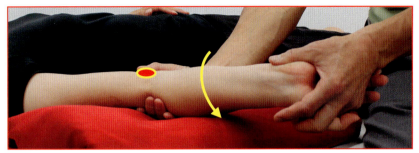

前腕屈筋腱の起始部である内側上顆を把持し，他方の手は手関節をもってストレッチの肢位を確保する

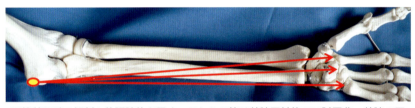

屈筋共同腱の解剖と伸張肢位を示す．これらの筋は前腕回外位での肘屈曲，前腕の回内，手関節の掌屈・尺屈に作用する

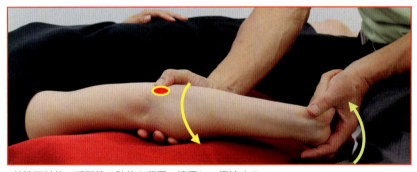

前腕回外位で手関節の肢位を背屈・橈屈して把持する

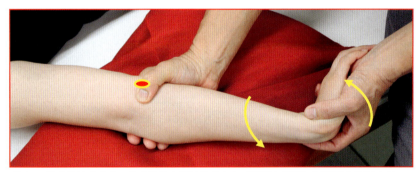

次に，その肢位のまま，その肢位を緩めることなく回外と同時に肘関節を伸展する

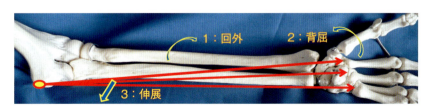

橈側・尺側手根屈筋，浅指屈筋，長掌筋，円回内筋等の位置を知り，前腕回外位で手関節を背屈・橈屈と同時に肘伸展を行う

### Advice

前腕屈筋群に対するストレッチ（SS, HRS, DS）は肘関節，前腕部，手関節の3カ所の肢位を考慮して行う．

### エキスパートの道
Road to Expert

内側上顆からでる屈筋腱群を意識しながら，その構成体としての尺側手根屈筋を含めた全ての屈筋群を伸張する．

屈筋共同腱へのストレッチは，MCLに対してもその緊張を緩め，循環の改善を期待できる．

## 内側上顆炎の手技 3
## 腕尺関節への介入

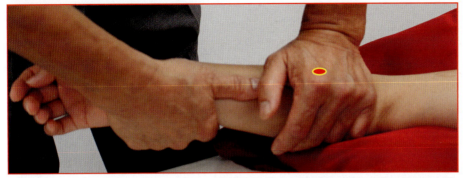

側臥位で上腕骨遠位にクッションを敷き，前腕部近位端に小指球をあてる．前腕の肢位は中間位で良い

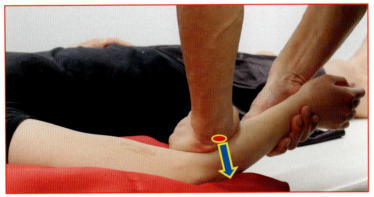

前腕部近位端の橈側よりを尺側（下方）に向けて押し込む（横断的に滑らせる）．次に，いったん戻して腕尺関節の滑りの範囲を確認後，改めて下方への滑りを何回か繰り返す

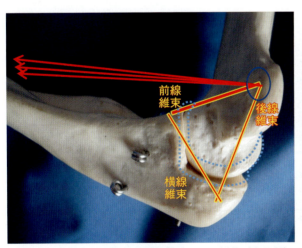

内側上顆に関わる屈筋共同腱を示す．この部分（青○部）が硬くなっており，他動的伸張により弛緩を期待できる

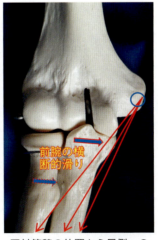

回外筋稜の位置から尺側への圧迫は尺側にある軟部組織に対して伸張作用が働き，筋や腱の緊張除去に作用する

### Advice

前腕の屈筋が付着する内側上顆に伸張刺激を加えるため，腕尺関節を橈側から尺側に向けて横断的な滑りを行い関節包や MCL，屈筋群の弛緩を促すものである．

### エキスパートの道
Road to Expert

内側側副靱帯（MCL）の短縮，あるいは伸張性低下が原因と考えられるケースでは，尺骨を介して MCL を伸張する目的で上腕骨に対して尺骨を橈側から尺側に向けて横断的な滑りを行う．

# 手関節

## 背屈制限の手技 1
## 橈骨手根関節への介入

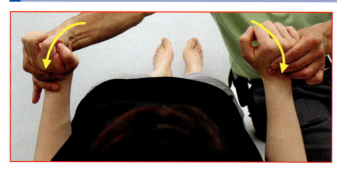

両手関節の背屈可動性を比較する

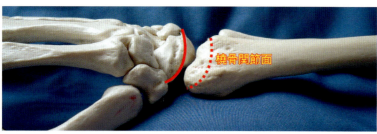

手関節は楕円関節であり，2軸方向で動く

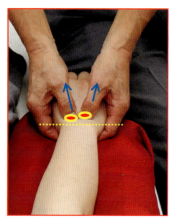

近位手根列を把持して手関節軽度背屈と同時に掌側（下方）に押し込む．末梢牽引を加えても良い

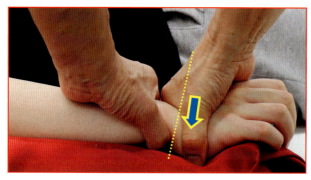

持ち方を変えて行っても良い．手関節の上下を把持し近位手根列を掌側に押し込む．その際，橈屈・尺屈を加えながらすべりの悪い方を重点的に行う

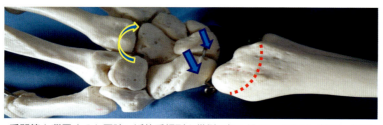

手関節を背屈すると同時に近位手根列を掌側に押し込む．さらに，橈屈・尺屈しながら手根列の掌側への滑りを確認，すべりの悪い方を重点的に操作する

### Advice

手関節の背屈時，近位手根列は掌側に滑る．背屈制限では近位手根列を掌側に向けてゆっくりと押し込む（滑らせる）．近位手根列とは，橈側より舟状骨，月状骨，三角骨，豆状骨の一連の連結構造をいう．

### エキスパートの道
Road to Expert

手関節の背屈時，近位手根列は掌側に滑る必要がある．滑りが悪いケースでは橈屈＋背屈，尺屈＋背屈のいずれに制限が強いかを確認して，該当する方に治療介入を行う．

## 背屈制限の手技 2
## 手根中央関節への介入

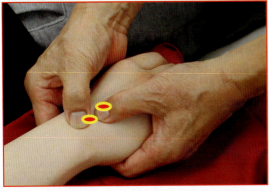

全ての手根骨の触診を行い，近位・遠位手根骨間の間隙を把持する

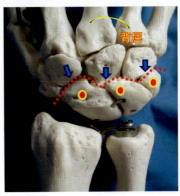

赤点線は手根中央関節を示す

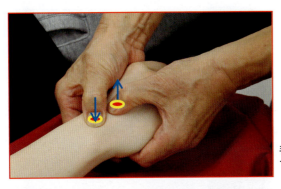

手根中央関節の個々の手根骨に対して上下に滑りを加える

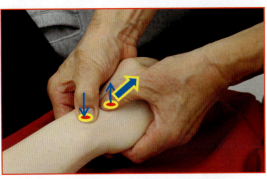

近位・遠位手根骨間で牽引を加えながら先ほどの上下の滑りを行う

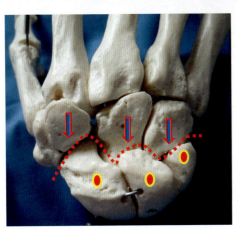

手根中央関節に対して，近位手根列を固定して遠位手根列を掌側に滑らせる

### Advice

近位手根列と遠位手根列間を触知し，全ての手根骨を一つ一つ触りながら手根中央関節における手根骨の滑りを誘導する．遠位手根列とは，橈側より大菱形骨，小菱形骨，有頭骨，有鈎骨の一連の連結構造をいう．

### エキスパートの道
Road to Expert

手関節の背屈を強制されるケース（例えば，手をついて体重をかける時）では，橈骨手根関節以上に手根中央関節に背側方向の力が加わる．この場合，近位手根列に対する遠位手根列の掌側方向への滑りが必要となる．よって，手関節背屈の最終期に痛みを訴えるケースでは，手根中央関節に関わる手根骨に滑りの障害が考えられることから，個々に手根骨の滑りを確認しながら原因部位を特定して治療介入を行うと良い．

# 手関節

## 背屈制限の手技 3
## 遠位橈尺関節への介入

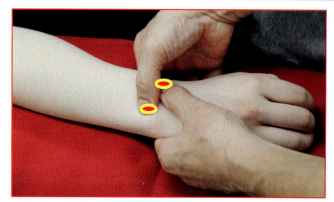

橈骨・尺骨の遠位端を術者は両手の母指を交叉して安定させる

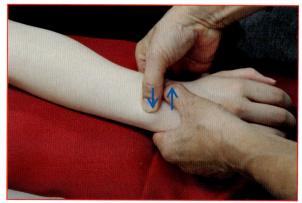

両関節間の上下・離開の遊びを確認する

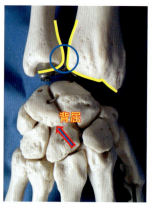

青○は遠位橈尺関節を示す

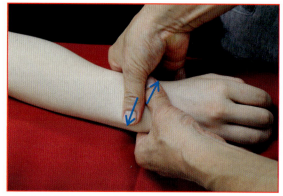

関節面を相対方向に引き離して離開させる．暴力的には行わないこと

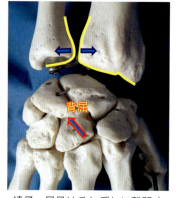

橈骨，尺骨はそれぞれに離開することで手関節の背屈が可能となる．
両骨を手で挟んで離開の可動性を少なくすると手関節背屈は制限されることからも理解できる

### Advice

遠位橈尺関節では，両骨間に上下の滑り，離開，長軸方向への動きが生じている．遠位橈尺関節の手技は術者が遠位橈尺関節を交叉して保持し，両骨間を拡げる操作を行う．暴力的操作は円板を損傷させることから禁忌である．

### エキスパートの道
Road to Expert

遠位橈尺関節の周囲を両手で把持して手関節を背屈すると手関節の背屈可動域が減少する．即ち，遠位橈尺関節に離開がみられない場合は手関節の背屈が制限されることを意味している．

## 掌屈制限の手技
## 撓骨手根関節への介入

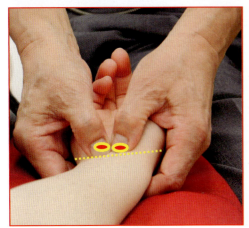
手関節で近位手根列に指を当てる

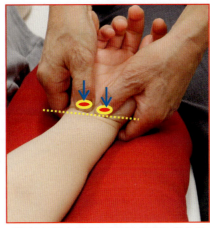
掌屈と同時に近位手根列を背側に滑らせる（牽引を加えても良い）

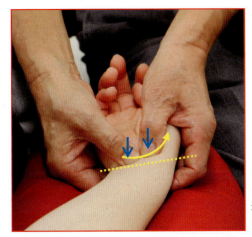
近位手根列を背側に滑らせると同時に必要に応じて撓側に押し込む

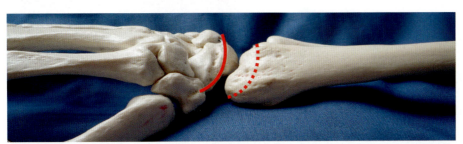

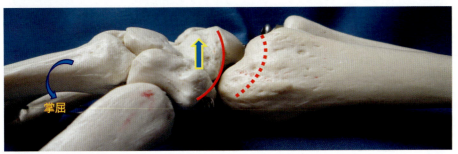
手関節は楕円関節であり（上図），掌屈時に近位手根列は撓骨に対して背側に滑る

### Advice

手関節の掌屈時に近位手根列は背側に滑る．
操作は掌屈とともにゆっくりと近位手根列を背側に引き上げるようにする．
必要に応じて撓側，あるいは尺側を優先的に引き上げることがある．

### エキスパートの道
Road to Expert

手関節の掌屈時に撓骨遠位端と近位手根列は相互にスライド（滑り）していることを確認，正常での可動域の程度を把握しておく．手関節の掌屈の多くは撓骨手根関節で行われる（手根中央関節の動きは少ない）．

# 手関節

## 母指の撓側外転制限の手技　第1手根中手関節への介入

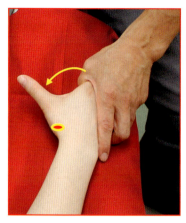

母指の撓側外転時，第1手根中手関節（鞍関節）での動きは大菱形骨の上を中手骨底が尺側に滑る

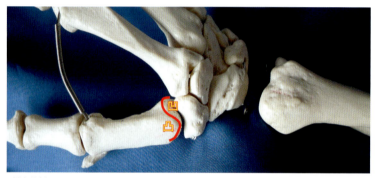

撓側外転時，第1中手骨底は凸として機能する

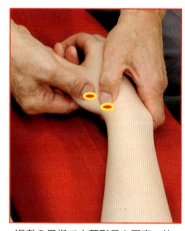

術者の母指で大菱形骨を固定，他方の指で中手骨底を把持する

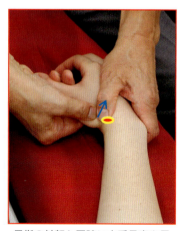

母指の外転と同時に中手骨底を尺側に滑らせる

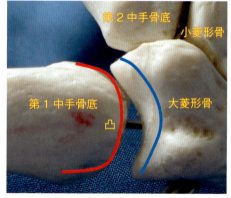

第1手根中手関節を撓側よりみる

### Advice

母指の撓側外転は手掌面上の動きであり，痛みを訴える場合はCM（手根中手）関節へ手技を行う．

### エキスパートの道
Road to Expert

　第1手根中手関節は独立した鞍関節であり，2軸の動きと分回し運動が可能となる．母指の撓側外転の場合，遠位の関節（中手骨底）は凸となっており，撓側外転と同時に反対方向（尺側）に押し込むようにする．

　手を酷使する人では，どの関節よりも第1手根中手関節に痛みを発生しやすく，また変形性関節症（OA）を出現する割合も多いことから，この手技の用途は大きいといえる．

## 母指の掌側外転制限の手技　第1手根中手関節への介入

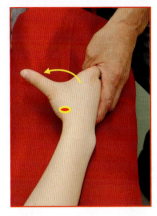
掌側外転時，中手骨底は大菱形骨に対して掌側に滑ることを確認する

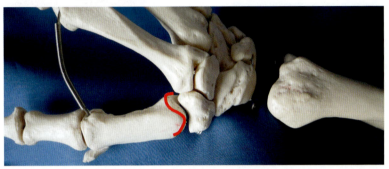
掌側外転時は第1中手骨底は凹として機能する

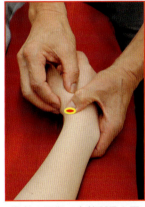
術者の母指で大菱形骨を固定する．他方の指で中手骨底を把持する

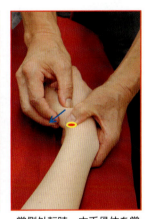
掌側外転時，中手骨体を掌側に滑らせる

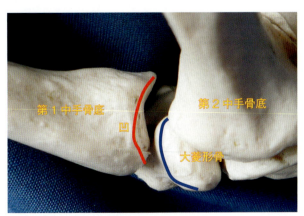
第1手根中手関節を橈背側よりみる

### Advice

母指の掌側外転は手掌面に直角な動きであり，対向動作などで痛みがみられる場合はCM関節への手技が有効である．

母指腱鞘炎等にも応用できる（腱鞘炎参照）．

母指の動きは，第1手根中手関節を頂点として円錐様の動きとして捉えられる．頂点に位置する第1手根中手関節には最も負荷が加わると考えられる．

### エキスパートの道　Road to Expert

第1手根中手関節は独立した鞍関節であり2軸の動きと分回し運動が可能となる．母指の掌側外転は遠位の関節（中手骨底）は凹となっていることから掌側外転と同時に同じ運動方向に引きだすようにする．

# 手関節

## 母指（コンパートメントⅠ）の痛みの手技1（いわゆる，狭窄性腱鞘炎）第1手根中手関節への介入

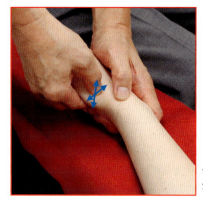

母指手根中手関節の橈側外転・掌側外転時の可動性を確認する

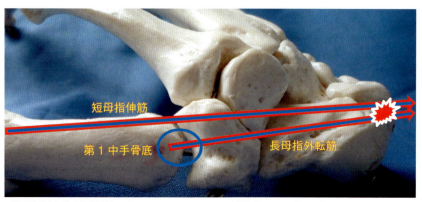

長母指外転筋が原因筋であるケースでは，その付着部である第1中手骨底の可動性の機能異常を疑う．中手大菱形関節（青○）に対して介入を行う

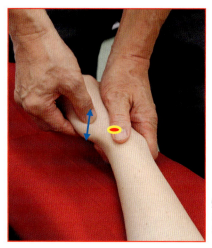

短母指伸筋は第1基節骨底に付着することからMP関節に対して可動性をつける

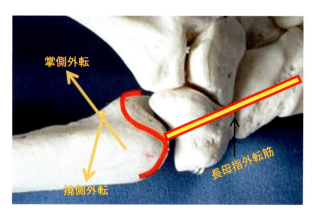

CM関節を動かす方向は橈側外転・尺側内転，掌側外転・背側内転である

## Advice

狭窄性腱鞘炎は，別名ドケルバン（de Quervain）病ともいう．

母指CM関節の"滑り"が減じている場合，その方向に関節をスライドさせる．また，長軸牽引も併せて行うと効果的である．

## エキスパートの道
### Road to Expert

ドケルバン病の原因筋に短母指伸筋があり，短母指伸筋を治療の対象にすることが多い．短母指伸筋（EPB）は第1基節骨底に付くことからMP関節に，一方，長母指外転筋（APL）は第一中手骨底（CM関節）に付くことからCM関節の可動性低下の改善を目的に手技を行う．

## 母指（コンパートメントⅠ）の痛みの手技 2（いわゆる，狭窄性腱鞘炎）
## 舟状骨への介入

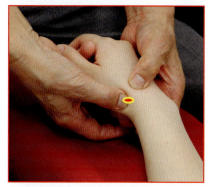
舟状骨の位置を確認する

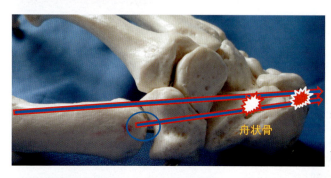
長母指外転筋，短母指伸筋は舟状骨の橈側を通過している．舟状骨の機能異常は両腱にストレスをもたらす

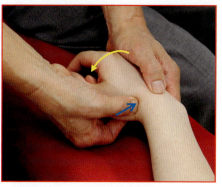
手関節を撓屈・尺屈し，撓屈時に舟状骨を尺側に押し込む（滑らせる）

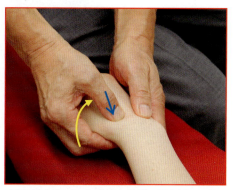
手関節を背屈し舟状骨を掌側に押し込む（滑らせる）

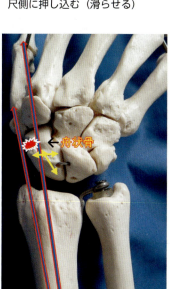
舟状骨の橈側を両腱は走行しており，舟状骨の位置は手の使用にあたって両腱に影響を及ぼすと考えている

### Advice
手関節の撓・尺屈時には舟状骨の撓・尺側方向への滑りが生じている．
舟状骨の"滑り"が少ないケースでは舟状骨の滑りを誘導する．また，背・掌側方向への滑りもあわせて行う．

### エキスパートの道
Road to Expert

第1コンパートメントの尺側には舟状骨があって，舟状骨の機能障害は腱鞘に影響を与えると考えられる．舟状骨の正常な動きを知って左右を比較することが大切であり，左右差があれば治療介入の対象と考えればよい．

# 手関節

## 母指(コンパートメントⅠ)の痛みの手技3(いわゆる，狭窄性腱鞘炎)
## 長母指外転筋・短母指伸筋への圧迫介入

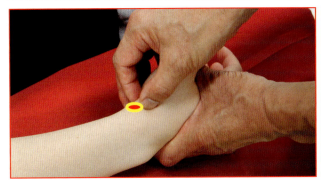

第一区画の両腱をつまんで痛みの部位を確認する

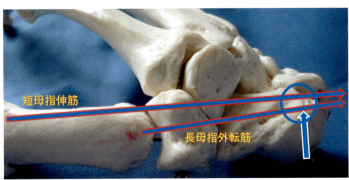

第一区画の両腱の伸張性が低下するケースでは表面からは硬いバンド状の索状物として触知できる．特に，痛みが強く硬く感じる部分が存在する

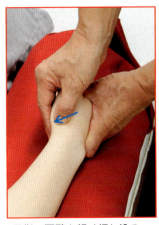

母指で両腱を軽く押し込み，痛みの出始める範囲まで慎重に横断的に伸ばす

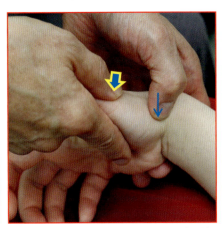

指を伸展させ抵抗を加えて等尺性収縮を維持しながら他指で腱を軽く圧迫する

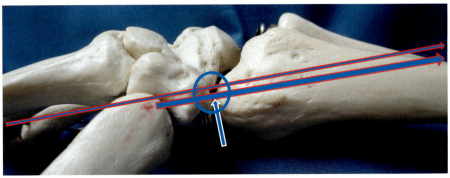

第一区画の両腱の伸張性を確認する場合，両腱をつまんで左右，上下に滑らせるとその硬さから把握できる．強い痛みを訴える場合，許容できる範囲内で行うことである

### Advice

腱をみる場合，痛みの部位と程度，腫れ具合，肥厚の程度，硬さの程度などを基準に評価する．発症時期にもよるが，治療介入は過剰で暴力的にならないように留意する．

### エキスパートの道
Road to Expert

1. 伸筋腱第1区画の支帯の肥厚，あるいは腱の肥大が原因となっている．
2. 長母指外転筋は第一中手骨底(CM関節の遠位)に，短母指伸筋は基節骨底に付着することから，伸張する部位を明確に区別する．通常，短母指伸筋が腱鞘炎の原因となっていることが多い．
3. 等尺性収縮で筋長を一定にしておいて，他動的に対側に指を曲げることで腱に対するストレッチを行うこともできる．これは，自動運動による等尺性収縮に対して，他動的に遠心性収縮を行うことを意味している．

## 母指（コンパートメントⅠ）の痛みの手技 4（いわゆる，狭窄性腱鞘炎）
## 長母指外転筋・短母指伸筋ストレッチの介入

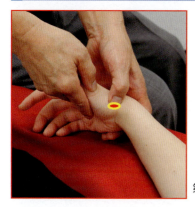

第一区画の両腱に対して圧痛を確認する

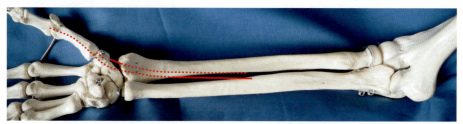

長母指外転筋，短母指伸筋の走行を掌側からみる．停止部は前者が第1中手骨底に，後者は第1基節骨底につく

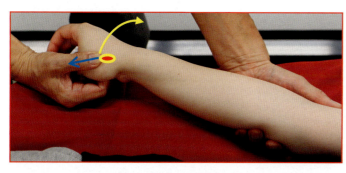

長母指外転筋のストレッチ
前腕回内位で，中手骨底を母指で把持し手関節を尺屈しながら中手骨底を遠位に牽引する

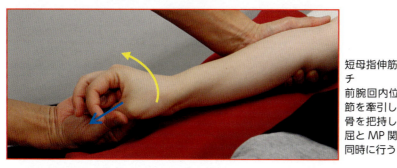

短母指伸筋のストレッチ
前腕回内位で，MP関節を牽引しながら基節骨を把持し手関節の尺屈とMP関節の屈曲を同時に行う

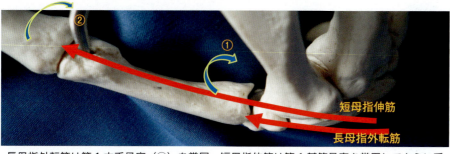

長母指外転筋は第1中手骨底（①）を掌屈，短母指伸筋は第1基節骨底を掌屈してさらに手関節の尺屈を行いながら前腕を回内すると手関節に無理なくストレッチが行える

### Advice

腱に対するダイレクトストレッチは母指を屈曲した状態で腱を左右，前後に直接押し込むようにして伸張する（わずかに痛みを訴える程度）．

撓骨・尺骨間から起始する長母指外転筋と短母指伸筋は長・短撓側手根伸筋と交叉する部位（前腕背側の遠位1/3のところ）で"交叉性腱鞘炎"を発生することがある．
併せて伸張する部位として理解しておくとよい．

### エキスパートの道
Road to Expert

　長母指外転筋は第一中手骨底（CM関節の遠位）に，短母指伸筋は基節骨底に付着することから，ストレッチする部位を確認できる．手関節を尺屈しながら介入することがポイントといえる．

　原因筋は短母指伸筋であり，本筋を自動運動で伸展させながら術者は対抗的にMP関節を屈曲していくと腱自体の伸張が可能となる．

手関節

## 円回内筋症候群の手技
## 円回内筋への介入

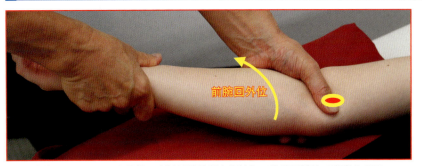

円回内筋のストレッチを目的に上腕骨遠位部を把持して前腕回外位で安定させる

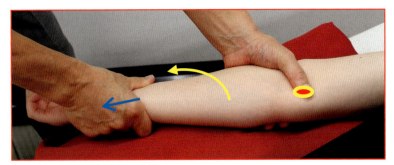

回外位で軽く牽引を加えて肘を伸展する

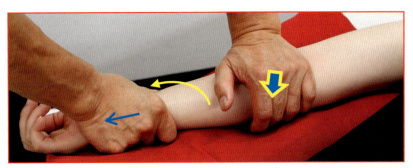

上腕骨遠位を押さえて前腕回外・伸展位からさらに肘関節を伸展し，肘頭を後方にスライドさせる

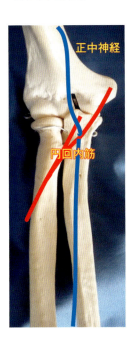
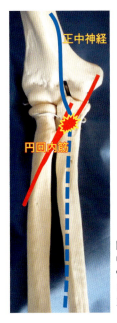

円回内筋の2か所の起始部間を正中神経が貫通する．その割合は，95～97％の頻度と言われている．（寺田春水，他：解剖実習の手引き，2004，南山堂）

### Advice

円回内筋症候群として正中神経が絞扼される（高位神経障害）ケースでは，回内筋のストレッチが有効である．但し，ストレッチにより症状が増悪する場合は，愛護的に徐々に行う．

### エキスパートの道
Road to Expert

正中神経の障害は円回内筋（高位障害）で生じる絞扼のケースと手根間（低位障害）での絞扼の2通りが考えられる．正中神経が最初にたどり着く筋が円回内筋であり，正中神経の約90％以上は円回内筋を貫通している．円回内筋の短縮・緊張度の精査が必要になる．

## 手根管症候群の手技 1
## 手根骨への介入

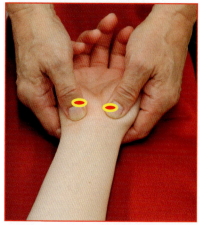
近位横手根靱帯に関わる手根骨を確認する

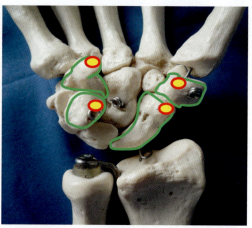
近位手根列では舟状骨結節と豆状骨，遠位手根骨では大菱形骨稜と有鈎骨鈎の間に横手根靱帯（屈筋支帯）がついている

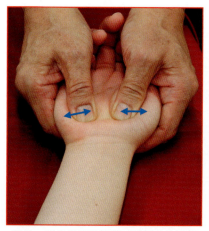
近位・遠位横手根靱帯に関係する手根骨に対してその可動性をつける

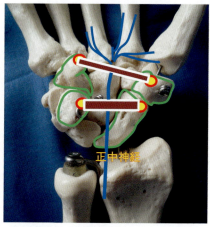
手根骨間にある屈筋支帯の直下を正中神経が走行する

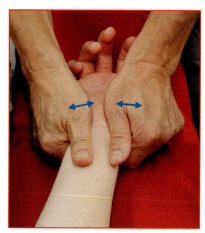
両母指球を用いて開く方法でもよい

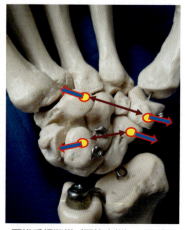
両横手根靱帯（屈筋支帯）の下（手根管）を正中神経が通過する．手根管内腔の狭窄等によって絞扼される

### Advice

手根管症候群の症状は近位・遠位横手根靱帯（屈筋支帯）直下で正中神経が絞扼されて生じたものである．横手根靱帯に関わる舟状骨結節と豆状骨間，さらに大菱形骨稜と有鈎骨鈎間で手根骨間の可動性を確保し，手根管内腔を拡大することは本疾患にとって有効な方法と考えている．

### エキスパートの道
Road to Expert

手根管は近位・遠位横手根靱帯と手根列間で手根骨との間でつくられている．手根管内腔の狭小化を原因とするが，考えられる病態として靱帯の伸張性低下，あるいは手根骨間の可動性低下が考えられる．手根骨の正常な動きを理解して手技を行う必要がある．

手関節

## 手根管症候群の手技 2
## 屈筋支帯への介入

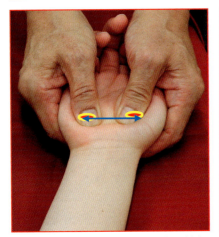

屈筋支帯は近位横手根靱帯を母指を対向牽引することで伸張する

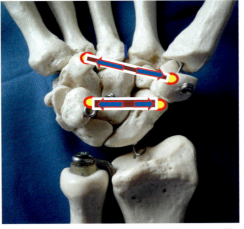

両支帯間に指をおき，屈筋支帯に沿ってその緊張を調べる（矢印）

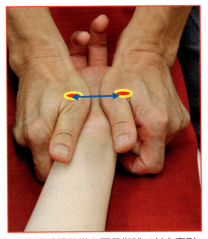

遠位横手根靱帯を両母指球で対向牽引して支帯を伸張する

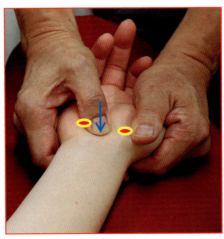

屈筋支帯の線維に母指で直接圧迫を加える

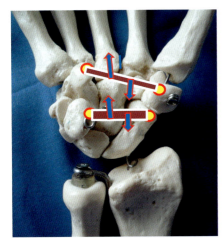

両屈筋支帯間に指をおき，指で支帯を上下に押し込んで緊張を調べる．
さらに，屈筋支帯を深層に押し込むようにして緊張と痛みの有無を調べる

### Advice

手根管症候群は女性に多くみられるが，EBM に裏付けされた原因はいまだ不明である．
説として，管腔内を走行する腱の肥厚，あるいは管腔内そのものの狭小化などが挙げられる．屈筋支帯の変性や肥厚による伸張性の低下に対しては伸張性の確保を目的に圧迫伸張刺激を加えている．

### エキスパートの道
Road to Expert

手根管症候群は物理的な変化（支帯の肥厚，内腔の狭小化等）が原因と言われており，観血療法の対象として扱われることが多い．
しかし，初期であれば，保存療法による物理的変化（屈筋支帯の硬化，伸張性の低下）に対する改善も必要と考えている．

## ギヨン管症候群の手技
## ギヨン管への介入

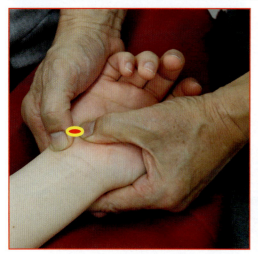

ギヨン管の位置と豆状骨の動きを確認する

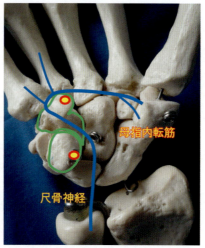

豆状骨と有鈎骨鈎間には有鈎豆状靭帯があり、管腔内で狭窄のリスクがある

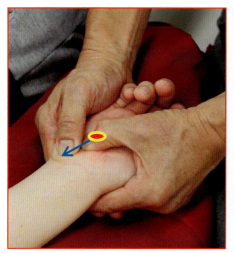

有鈎骨鈎を固定して豆状骨を離開する方向に滑らせる

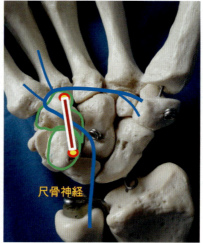

ギヨン管は豆状骨と有鈎骨鈎間の管腔をいい、その中を尺骨神経が通過する

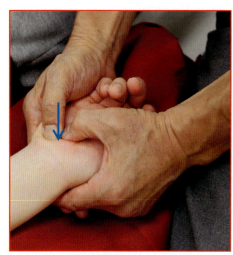

さらに、有鈎豆状靭帯に対し母指を用いてゆっくりと押し込み緊張を緩める

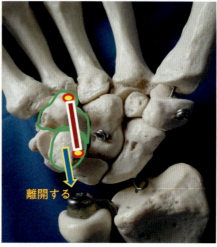

豆状骨と有鈎骨鈎間において、靭帯の伸張と両骨間の可動性をつける

### Advice

ギヨン（Guyon）管は線維骨性の管であり尺骨神経が通過する。管腔内の変化で母指内転筋等に萎縮がみられる。
手技の目的は三角豆状関節の可動性確保と有鈎豆状靭帯の伸張性確保である。

### エキスパートの道
Road to Expert

障害の原因と考えられる有鈎豆状靭帯の伸張性低下を触知でき、さらに三角豆状関節の機能障害を豆状骨の可動性から判断できることが重要であり、原因に対する対症療法が行われる。

# 手関節

## MP関節のロッキングの手技
## MP関節副靱帯への介入

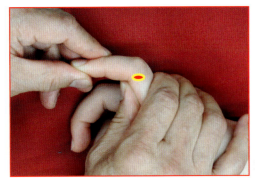

ひっかかりのある方の近位関節を安定（固定）する

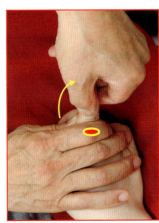

遠位の関節に対してひっかかりのある方向に側屈して副靱帯を緩める

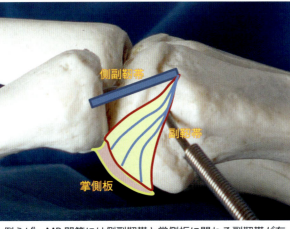

例えば，MP関節には側副靱帯と掌側板に関わる副靱帯が存在する．これによって，屈伸時の安定性を高めることになる

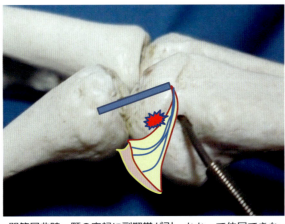

緩めながら副靱帯のひっかかりを外すように回転を加えるようにして徐々に伸展を行う

関節屈曲時，顆の突起に副靱帯が引っかかって伸展できなくなる．これをロッキングと呼んでいる

## Advice

ロッキング（locking）の病態を理解すればその治療は比較的容易である．ロックされた方の罹患関節に対して患側方向に側屈を行いながら副靱帯のひっかかりを外し，そのまま伸展するとロッキングは解除される．

## エキスパートの道
### Road to Expert

ロッキングはそれほど多く目にするわけではないが，再発するケースでは骨形態上の異常が考えられる．副靱帯の引っかかりが原因であるため，いかに副靱帯を緩めて丁寧に外すかが治療の目的となる．

# DIP関節 ヘバーデン結節の手技
## DIP関節への介入

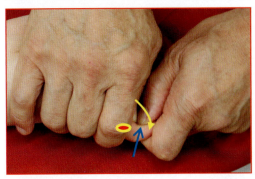

DIP関節が屈曲位（黄色矢印）となっているため，末節骨幹部をもって背側（青矢印）に滑らす（平行移動）ように操作する

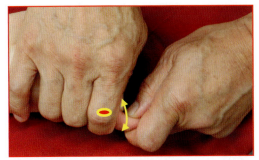

DIP関節の背側・掌側への可動性をつける

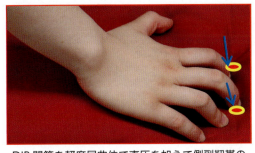

DIP関節を軽度屈曲位で直圧を加えて側副靭帯の脆弱性を強化する

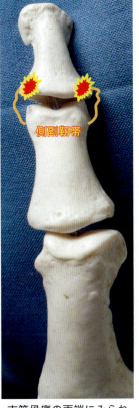

末節骨底の両端にみられる変形と痛みをみる．通常は，側方に不安定であり，日常の指の使用によって痛みが増強する

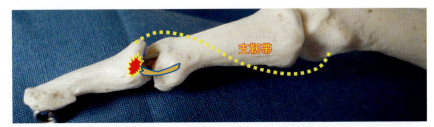

DIP関節の屈曲変形が強くみられ，側方不安定性に伴って炎症を再発させて側副靭帯の弱化を招く．またDIP屈曲変形は支靭帯を介してPIP関節の伸展を制御することになる

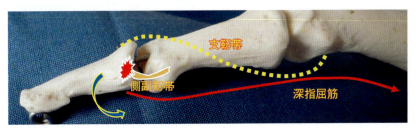

深指屈筋によって，次第に屈曲変形は強くなる

## Advice

ヘバーデン結節の発生要因は不明である．症例を結果的にみると筋・靭帯のインバランスと側副靭帯の退行変性による脆弱性が推測される．この点に絞って手技を行えば進行をかなり抑制できると考えている．例えば，中節骨頭に対して末節骨底を背側方向にスライドさせる．側副靭帯の強度を高めるなどがそれである．

## エキスパートの道
### Road to Expert

不確定ながら，女性に多く，ホルモンの影響，一方で手を頻繁に使用する女性に多いことからオーバーユースの影響などが考えられる．側副靭帯の脆弱性に対して，また，関節間でのすべり障害に対して手技を加えることになる．テーブルに指腹をおいて圧迫（軸圧）を加えて支持性を高める，あるいは支靭帯の可動性を高める目的でPIP関節を固定してDIP関節を上下に屈伸する方法などが用いられる．

# 股関節

## 鼠径靭帯の手技（特に，鼠径靭帯の硬さにともなう）鼠径靭帯への介入

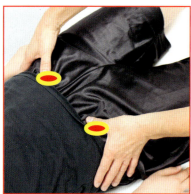

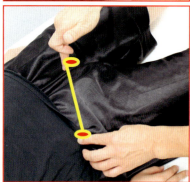

左右の上前腸骨棘を確認して鼠径靭帯の位置を把握する

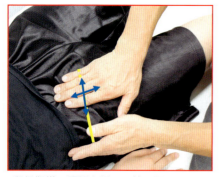

鼠径靭帯の緊張を調べ，特に硬いと思われる領域に伸張刺激（下方に押しながら指を上下・左右に滑らせる）を加える

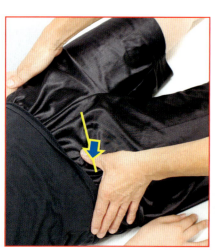

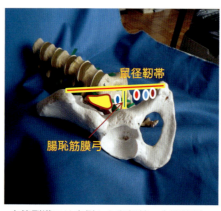

鼠径靭帯と腸恥筋膜弓
腸恥筋膜弓の外側に筋裂孔（b），内側に血管裂溝（a）がある

血管裂溝には内側から鼠径輪，大腿静脈，大腿動脈が，筋裂孔には大腿神経，腸腰筋が位置する

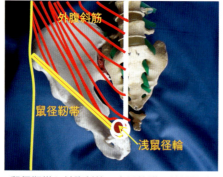

鼠径靭帯と外腹斜筋・大腿筋膜は線維性連結している

部分的に押し込んでさらに伸張する．鼠径靭帯は外腹斜筋の線維から構成されるため外腹斜筋の緊張も確認する

### Advice

外腹斜筋の伸張性低下・短縮等に起因する鼠径靭帯の拘縮が考えられる．

特に，左右の靭帯の硬さを比較することから始めると分かりやすい．

この場合，鼠径靭帯に直圧等の伸張刺激を加えるとよい．

靭帯の硬さは筋裂孔，あるいは血管裂溝に間接的影響を与えると考えられる．

### エキスパートの道 Road to Expert

鼠径靭帯は外腹斜筋の腱膜の下層と線維性連結していることから，筋緊張を含めた筋の性状を調べること．また，下方から大腿筋膜が付着しており，左右の鼠径靭帯の伸張性や緊張状態を丁寧に評価すること．外腹斜筋を含めた腹部全体の筋伸張性低下は鼠径靭帯の性状に影響することがある．

## 屈曲制限への手技1（鼠径部痛をともなう場合も含む）
## 骨頭のすべり障害への介入

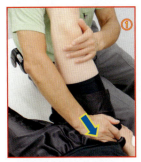
股関節屈曲位で骨頭に小指球を当て、骨頭を後方に押し込む（滑らせる①）

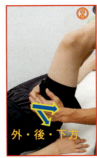
股関節屈曲位で関節近位を両手で把持し、骨頭を離開（②）する。さらに、大転子に手をおき、頸体角の方向に圧迫（③）する。骨頭の離開、圧迫は頸体角（約125°）と前捻角（15〜20°）の方向を考慮して行う

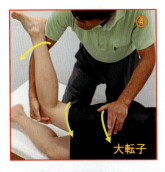
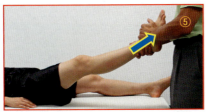
大転子に手をおき、大腿部を内旋（④）させる。最後に下腿を長軸方向に牽引（⑤）する

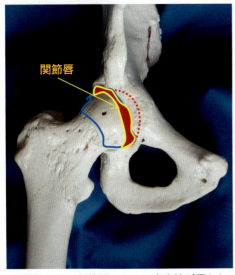
股関節は深い関節唇によって安定性が保たれている

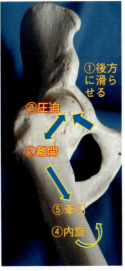
股関節への手技として骨頭の後方への滑り（①）、大腿骨頭に沿った離開（②）・圧迫（③）、大腿骨の内旋（④）、大腿骨長軸方向への牽引（⑤）がある

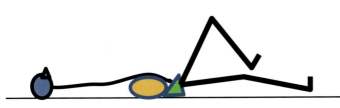
股関節への手技は、骨盤の肢位に影響されるため、腰椎前弯位として骨盤を前傾させた状態で行うと操作がしやすくなる。特に、①、②、のケースにいえる

### Advice

股関節は安定した関節であるが、わずかな"滑り障害"は屈曲障害や股関節痛をもたらすことがある。
股関節に痛みや運動制限があれば、骨頭の"滑り"を誘導すること。

### エキスパートの道
Road to Expert

関節窩と骨頭間の包内運動が障害されると股関節の屈曲が十分に確保されなくなり、痛みの発生原因となる。まずは骨頭に生じている動きを確認する必要がある。例えば、求心性の圧迫、逆方向に牽引、屈曲時の骨頭の"滑り"、股関節の内旋・外旋可動性、下肢の長軸への離開を評価する。一方、手技を加える場合、腰椎下部に枕、あるいはクッションを挿入して腰椎の前弯、骨盤の前傾を確保しておくと操作が容易であり、効果も得られやすい。

# 股関節

## 屈曲制限への手技 2（鼠径部痛をともなう場合も含む）
## 骨盤前傾減少への介入

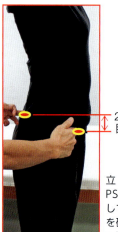

2横指を目安とする

立位で，ASISとPSISの高さを比較して骨盤前傾の程度を確認する．通常は2横指程度の差である

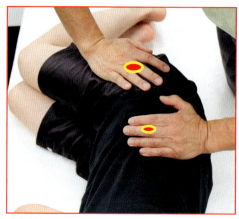

側臥位で股関節を屈曲位にして骨盤を安定させ，腸骨稜と大転子（または，坐骨結節）に手をおく

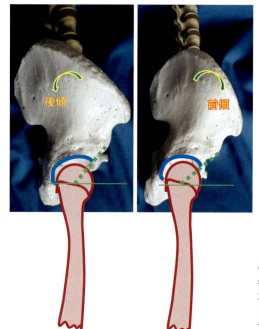

骨盤の前傾・後傾と股関節の被覆率は，後傾（図左）よりも前傾（図右）が被覆率が高いことが分かる．被覆率が低下すると屈曲時に股関節前方でインピンジを生じやすくなる

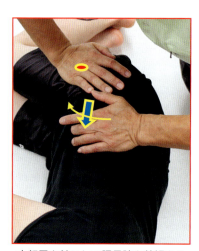

大転子を軸にして腸骨陵を前傾させる．また，同時にASISを内方に向けて押し込む（インフレア）

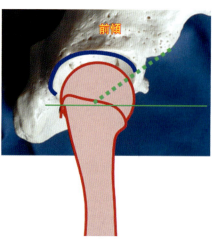

股関節は骨盤前傾時に骨頭の被覆が大きくなり，屈曲時の安定性が増す

### Advice

骨盤後傾は股関節の屈曲可動域を減じると考えられている．

骨頭と骨盤（関節窩）の適合性は骨盤前傾時に高まることが分かっており，骨頭へのアプローチ以外に骨盤へのアプローチが必要になる．

骨盤を前傾しながらインフレア（ASISを正中線方向におす）を加えるとよい．

### エキスパートの道
Road to Expert

腸腰筋の弱化は腰椎を後弯させ骨盤を後傾させる．さらに，腸腰筋の筋力低下は骨頭の前方移動を抑制できないことから股関節屈曲可動域が得られにくく，股関節に疼痛を生じさせることがある．腸腰筋を正しく働かせるためには，腰椎前弯と骨盤の前傾を誘導することが重要である．

また腸腰筋の筋力強化にあたっては，骨盤前傾・腰椎前弯位で行うようにしなければならない（腰痛の手技9参照）．

# 屈曲制限への手技 3
## 仙腸関節機能異常への介入

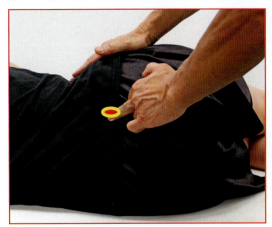

側臥位で骨盤を安定させて仙腸関節を確認する

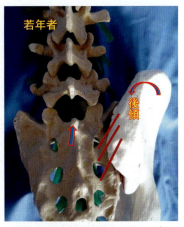

若年者では仙腸関節の可動性があり，骨盤後傾時にインフレアとなって仙骨はニューテーションする

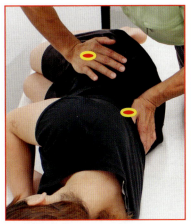

腸骨稜と仙骨上部に手を当てる

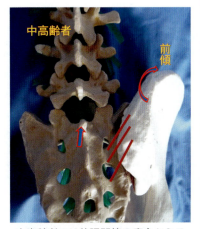

中高齢者では仙腸関節の癒合からその可動性はなく，骨盤を前傾しながら仙骨ニューテーションを加える

若年者では仙腸関節はわずかに可動性があるため包内運動が発生する．一方，高齢者では仙腸関節は可動性を失うために包内運動は期待できない．
したがって，中高齢者と若年者では自ずと包内運動の手技が異なることに留意する．
仙腸関節の包内運動は，骨盤後傾時にインフレアが，前傾時にアウトフレアが生じるが，高齢者ではこの包内運動の機序は参考にできない

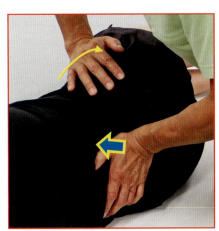

腸骨稜を後方に，仙骨上部を前方（ニューテーション）に押し込むようにして剪断力を加える

## Advice

仙腸関節の骨癒合がない場合（中高齢者以外），骨盤は後傾と同時にインフレアを生じる．一方，癒合している場合（高齢者）は骨盤後傾と同時にアウトフレアを生じている．

よって高齢者のケースでは仙骨のニューテーション（骨盤は前傾）と同時にインフレアを行うことになる．まずは仙腸関節の可動性を確認した上で仙腸関節への介入の有無を決定する．

## エキスパートの道
### Road to Expert

仙腸関節への治療介入の目的は，仙骨を前傾（ニューテーション），あるいは関節間を離開させること以外に，後仙腸靭帯への伸張（ストレッチ）による痛み閾値を高める効果が期待される．

股関節

## 屈曲制限への手技 4（特に，筋短縮にともなう）外旋 6 筋の短縮への介入

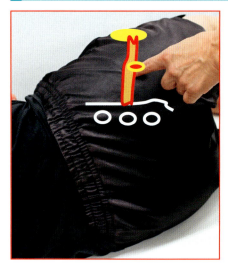

骨盤後方にある外旋筋 6 つを確認する（図は梨状筋を示す）

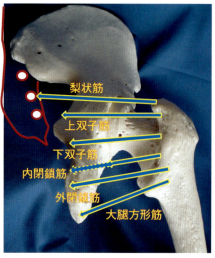

骨盤後方にある外旋 6 筋の位置を示す

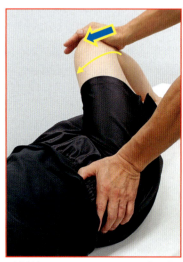

梨状筋のストレッチは，股関節屈曲 60°以下では股関節軽度屈曲・内旋位で内転を行う

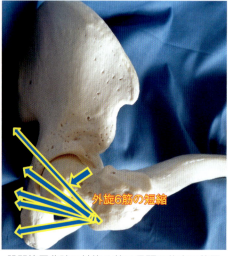

股関節屈曲時に外旋 6 筋は骨頭の後方に位置する．6 筋の短縮は股関節屈曲時の骨頭の後方すべりを制限することになる

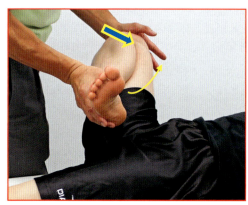

股関節屈曲 60°以上では，股関節を外旋・外転しながら屈曲する

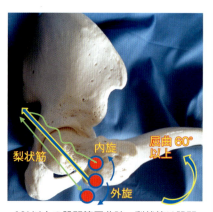

60°以上の股関節屈曲時，梨状筋は股関節の内旋作用に働く．よって，屈曲 60°以上での梨状筋のストレッチは外旋位で行う

### Advice

骨盤後方に位置する外旋 6 筋は加齢とともに短縮傾向を示す．

短縮は股関節屈曲時に骨頭の後方すべりを制限することになる．

よって，骨盤後方にある外旋筋群をストレッチ（SS，DS，HRS）する方法が用いられる．特に梨状筋は原因筋の対象となる．

### エキスパートの道 Road to Expert

片脚立位を指示（90°屈曲位）して，立脚側の大転子が外旋すれば股関節外旋筋群の短縮を疑う．理由として，立脚側は股関節伸展位となっており，この肢位は外旋モーメントに作用する筋が多いことによる．一方で，股関節屈曲 90°以上では内旋モーメントに作用する筋が多くなる．

これは外旋 6 筋の起始部と停止部に至るベクトルが股関節の角度により逆転することに起因するためである．

## 外転障害への手技 1
## 大腿骨頭すべり障害への介入

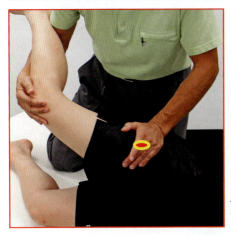

側臥位で骨盤を安定させ股関節軽度外転位で大転子に手を当てる

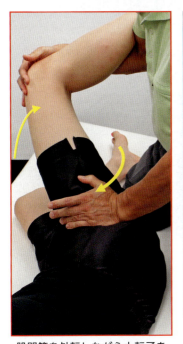

股関節を外転しながら大転子を介して骨頭を下方に滑らせる

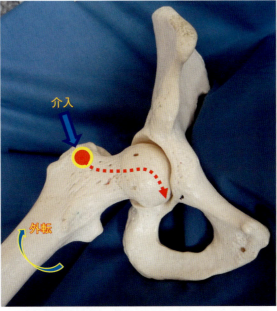

骨頭は股関節外転時に滑りが必要である．あらゆる肢位での滑りが確保されてスムーズな外転運動が可能となる．骨頭の下方すべりを正確に把握する必要がある

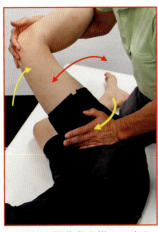

股関節の屈曲角を様々に変えながら外転に制限を感じる角度で同様の滑りを誘導する

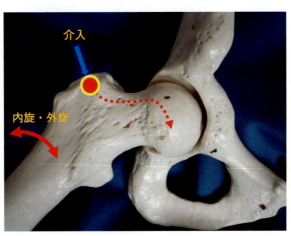

骨頭への介入には大転子を介して行うとよい．大転子を支点として骨頭と大腿骨間で下方すべりを誘導する

### Advice

股関節外転時に骨頭は関節窩の下方に滑る．外転制限には，側臥位で股関節外転と同時に大転子を介して骨頭を求心性に内転方向に滑らせる．この場合，頸体角（125°）と前捻角（15～20°）を考慮した方向に押し込む必要がある．
股関節屈曲位・中間・軽度伸展位，内旋・外旋・中間位での様々な肢位で"滑り"を確保することが望ましい．

### エキスパートの道
Road to Expert

大腿骨頭は外転時に骨頭は下方に回転（転がる）する必要がある．大転子を介して骨頭の回転を生じさせるためには股関節外転位で骨頭の動きを頭の中で思い描きながら大転子を介して下方に押し込むことが重要である．また，大転子においた手から骨頭の滑りの感覚を感じなければならない．股関節屈曲位・中間位・伸展位での滑り状態など，3Dでの操作が求められる．

股関節

## 外転障害への手技2（特に，筋力低下にともなう）中殿筋力低下への介入

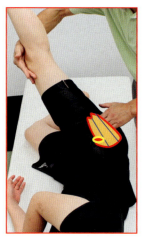
軽度屈曲位での外転筋力をみる（中殿筋前部線維）

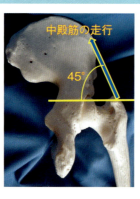

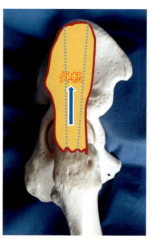
前部線維が優位になれば股関節は屈曲・内旋位での外転となる

軽度伸展位での股関節外転時は最も効率が良い

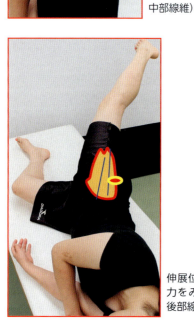
中間位での外転筋力をみる（中殿筋中部線維）

伸展位での外転筋力をみる（中殿筋後部線維）

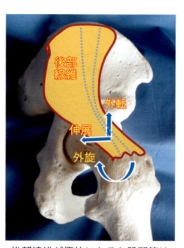
後部線維が優位になると股関節は伸展・外旋位での外転となる

### Advice

中殿筋のMMTは骨盤の代償性（例えば，腰方形筋で骨盤を引き上げる）が生じやすいので注意を要する．テストとしては立位でトレンデレンブルグサイン，またはデュシェンヌサインがあり，陽性の場合は中殿筋の筋力強化を行う．
ただし，中殿筋は前後に3つの線維を想定しながら代償動作の有無に注意する必要がある．

### エキスパートの道 Road to Expert

股関節の外転障害の原因筋に中殿筋の筋力低下が挙げられる．機能上，中殿筋は前部・中部・後部線維の3つに分類でき，それぞれの筋力低下は片脚立位時の姿勢に違いを生じさせる．筋力テスト，あるいは立位姿勢の変化から特に低下している線維の筋力強化が必要である．

# 膝関節

## 屈曲制限への手技 1
## 膝蓋骨への介入

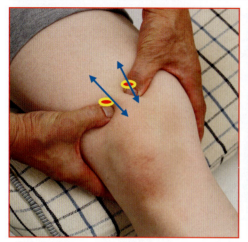

膝蓋骨の遠位への滑りを確保するため，膝関節屈曲位で中間広筋の筋膜伸張を行う（膝蓋上嚢へのアプローチ）

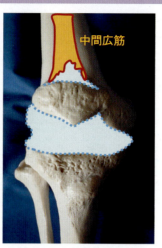

中間広筋は関節包と線維連結しており，中間広筋の短縮と伸張性低下は屈曲を制限する

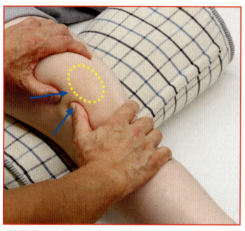

膝蓋骨の内転・内旋を確保するため，外側広筋の筋膜伸張と外側膝蓋大腿靭帯のストレッチを行う

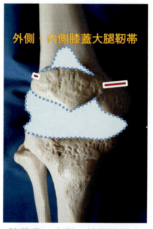

膝蓋骨は内側・外側膝蓋大腿靭帯によって左右の安定性が得られている．その短縮は機能障害を生じる

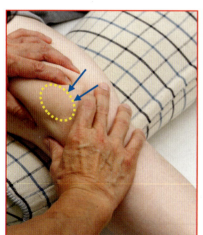

膝蓋骨の外転・外旋を誘導するため，内側膝蓋大腿靭帯をストレッチする

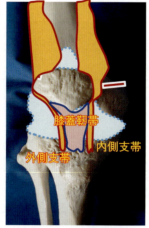

外側広筋からの外側支帯，内側広筋からの内側支帯が膝蓋靭帯の左右から安定性に関わる

### Advice

膝関節屈曲時に膝蓋骨は3方向への滑りが生じている．そのため，手技は膝蓋骨に対する3方向への"滑り"の誘導が挙げられる．
中間広筋は関節包上縁（膝蓋上嚢）に付着しており，中間広筋の伸張性低下は膝蓋骨の下方への滑りを妨げる．その改善を目的に中間広筋膜へのアプローチが用いられる．

### エキスパートの道
Road to Expert

1) 関節のROM制限は循環障害，関節内毛細血管のうっ血，軟部組織の浮腫等をもたらして細胞浸潤を生じさせ，結合組織の増殖をもたらすことになる．結果的に関節腔が狭小化して関節内圧は高まり，滑膜作用（関節液の循環）に遅延が生じて軟骨の変性から軟骨壊死に至らしめる．

2) 外側広筋の筋膜伸張は筋の長軸方向と横断方向で筋膜の硬さをチェックし，特に伸張性の少ない箇所を伸張部位として特定する．

# 膝関節

## 屈曲制限への手技 2
## 大腿脛骨関節への介入

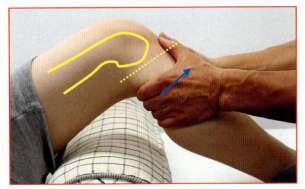

脛骨の後方・前方滑りを確認する．膝屈曲制限のあるケースでは，後方滑り以外に，前方滑りを確保しなければならない

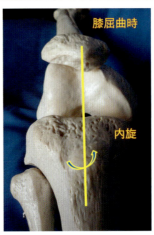

膝関節屈曲時，脛骨の後方滑りと内旋が必要になる

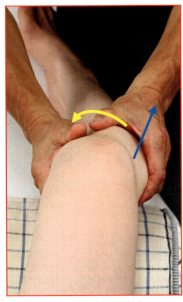

脛骨内旋位で脛骨外側を前方にすべらせる

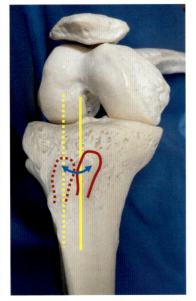

脛骨の内旋・外旋の総可動域は約40°である

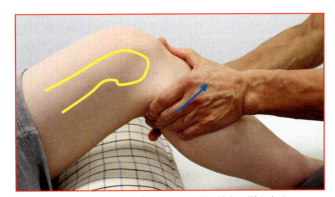

膝関節屈曲位で内旋しながら脛骨の両端を前方に引き出す

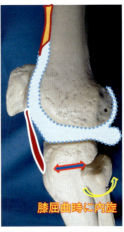

膝関節屈曲制限時は脛骨の内旋と前方への滑りが必要になる

### Advice

膝関節屈曲時に下腿（脛骨）は内旋する．屈曲時に脛骨の内旋可動性が少ないケースでは，膝関節屈曲と同時に内旋誘導を行う．さらに，脛骨の前方滑りを確認の上，制限のある場合は脛骨を前方に滑らせる手技を加える．

### エキスパートの道 Road to Expert

膝関節の屈曲時，包内運動として脛骨に内旋が生じながら内反方向に動いている．膝関節伸展位から最終屈曲に至る範囲で生じる脛骨の回旋角は約40°と言われており，正常者の脛骨回旋の可動域を感覚として理解しておく必要がある．

## 屈曲制限への手技 3（特に，膝窩筋短縮をともなう）膝窩筋への介入

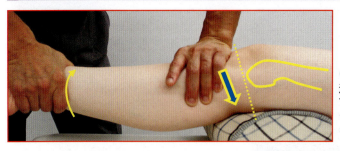

いったん，脛骨の後方滑りを確認するため，下腿外旋位で膝を伸展させ，さらに脛骨上縁を下方に押し込む

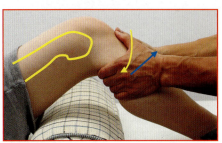

次に膝窩筋伸張を目的に脛骨を外旋しながら前方に滑らせる

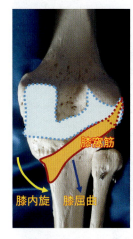

膝窩筋の作用は膝内旋，膝屈曲（屈曲初期），脛骨の後方すべりである

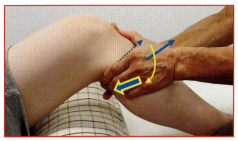

下腿外旋位（↓）で脛骨外側端を後方（←）に，内側端を前方（↑）に引き出しながら脛骨を前方に引く（↑）

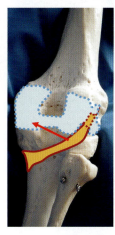

膝窩筋の短縮は膝外旋と脛骨の前方すべりを制限する

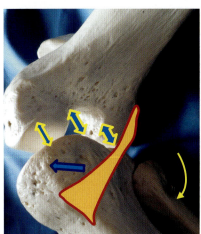

関節の離開を行う

膝窩筋を伸張するために，膝軽度屈曲位で大腿骨に対して脛骨を前方にスライドさせる．また，同時に外旋を加える

### Advice

膝屈曲時に膝関節外側で膝窩筋の"挟み込み"が生じることがある．
大腿脛骨関節面を離開（例えば，術者の前腕を挿入）しながら屈曲し，膝窩筋の"挟み込み"を回避させるとよい．また，膝関節外側部で脛骨を前後に滑らせるとよい．

### エキスパートの道 Road to Expert

膝窩筋は外側で関節包内に侵入して外顆後面につく．そのため，膝窩筋の短縮や伸張性低下，あるいは脛骨の滑りが障害されると関節間で膝窩筋は"挟み込み"の状態となって痛みや屈曲制限を生じるようになる．

# 膝関節

## 深屈曲制限（屈曲130°～）への手技1
## 大腿脛骨関節への介入

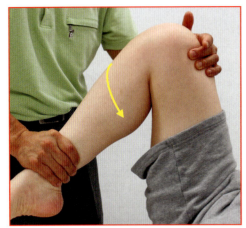

深屈曲位で下腿内旋位での可動域を確認する

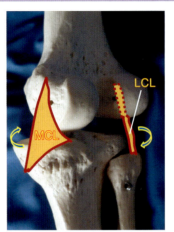

内側・外側側副靭帯は下腿の外旋（→）を制限する

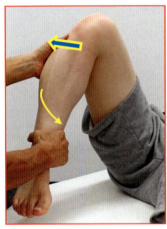

深屈曲位での内旋位として脛骨外側を前方に引き出し前十字靭帯を伸張する．また，PCLが膝後方でインピンジを生じないよう関節面の後方を離開させる

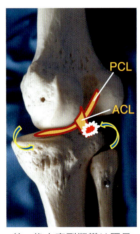

前・後十字靭帯は脛骨の内旋（→）を制限する

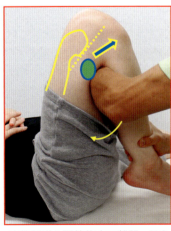

内旋誘導と関節後方の離開．PLS（後外側構成体）が硬いと脛骨の外旋ができなくなる．と同時に関節間（特に後外側部）離開が生じにくくなる．膝窩部に枕を挿入してテコを利用して屈曲する

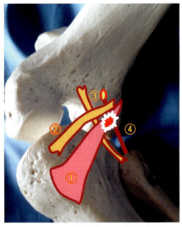

後外側構成体（PLS）は，①膝窩筋，②斜膝窩靭帯，③弓状靭帯，④ファベラ腓骨靭帯で構成される

## Advice

膝関節の深屈曲障害では，膝窩部に前腕，あるいは枕等を挿入して脛骨を内旋方向に回旋させながらゆっくりと屈曲させる．膝関節面の後外側部を離開させることが目的となる．

## エキスパートの道
### Road to Expert

深屈曲制限をもたらす機能解剖学的マイナス要因

①深屈曲時，外側顆・内側顆の横径が最大となるため，関節包や靭帯等に短縮があって十分な伸張性が得られない場合，深屈曲時の可動域制限が生じることがある．

②膝関節伸展筋（特に，中間広筋）の短縮や伸張性低下は関節包の伸張性を低めて最終屈曲にマイナスの影響を与える．

③膝関節屈曲後半（屈曲90°～）から脛骨の自動内旋・内反が求められるため，深屈曲での内旋・内反制限は屈曲障害をもたらす．

## 深屈曲制限（屈曲130°～）への手技2 前方構成体への介入

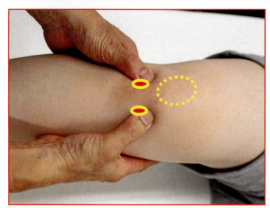

膝蓋靱帯の短縮（硬さ）と膝蓋下脂肪体の肥厚・柔軟性をみる

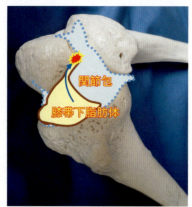

屈曲時に膝蓋下脂肪体は上方に移動して膝蓋骨下での"挟み込み"が生じる

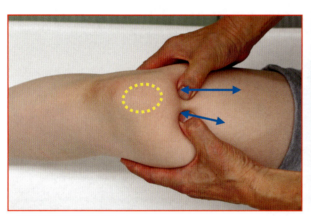

中間広筋膜を伸張する

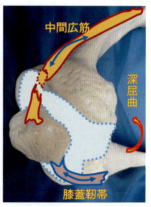

深屈曲時，中間広筋の短縮は屈曲制限に影響する．中間広筋深層線維は屈曲時に関節包を引き上げる作用を有している

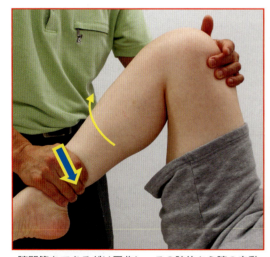

膝関節をできるだけ屈曲し，その肢位から膝の自動伸展（黄矢印）を行わせる

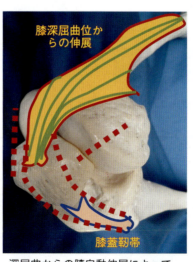

深屈曲からの膝自動伸展によって，膝関節周囲のあらゆる筋・靱帯を深屈曲位で収縮させることができる（点線は，内側・外側膝蓋大腿靱帯と内側・外側膝蓋支帯を示す）

### Advice

膝関節の深層にある中間広筋は関節包や膝蓋骨に直接影響を与えるため重要な筋といえる．
また，膝関節の屈曲角を変えて様々な肢位での膝伸展の自動運動が必要であり，特に最大屈曲位からの自動伸展運動は効果的である．中間広筋に対しては筋膜伸張刺激を加え，さらに自動収縮を促すとよい．

### エキスパートの道 Road to Expert

深屈曲制限をもたらす機能解剖学的部位
①膝蓋上嚢：膝蓋骨上方の支持組織の癒着（中間広筋深層線維の癒着，膝蓋上嚢の癒着，膝伸展機構の伸張性障害）
②膝蓋大腿関節，脛骨大腿関節：膝蓋骨下方支持組織（膝蓋下脂肪体の線維化，膝蓋腱の線維性瘢痕化と短縮），内側・外側膝蓋支帯の線維化と短縮
③ACL，PCLの短縮：関節内腔の線維化，MCL，LCLの短縮が考えられる

# 膝関節

## 伸展制限への手技1 膝蓋骨と膝蓋靱帯への介入

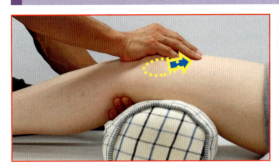

膝蓋骨の近位への滑りを確保するため，膝蓋骨を介して膝蓋靱帯を上方に伸張する

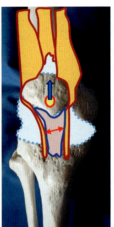

膝蓋骨を上方に引き上げる（滑らせる）．
膝蓋骨を介して膝蓋靱帯，内側・外側支帯を伸張する

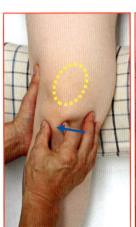 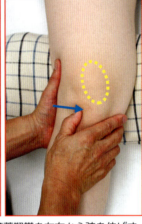

膝蓋靱帯の伸張を目的に膝蓋靱帯を左右から弦を伸ばすように押し込む

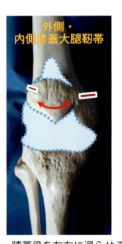

膝蓋骨を左右に滑らせる．
内側膝蓋大腿靱帯と外側膝蓋脛骨靱帯を伸張する

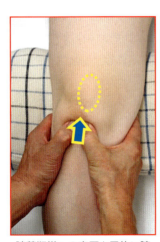

膝蓋靱帯への直圧を目的に膝蓋靱帯の全長に対して圧迫を加える

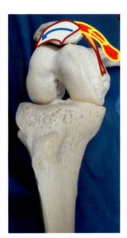

膝伸展時，膝蓋骨が外旋（外側が圧迫される）するため，内側広筋の筋膜の伸張，内側膝蓋大腿靱帯の伸張が必要である

### Advice

膝関節伸展においても屈曲と同様に膝蓋骨の可動性の確保は重要である．膝蓋骨は大腿骨の周囲を公転しながら求心性に自転しているため，様々な方向に微妙な動きが必要となる．
すでに説明した（屈曲制限への手技1）膝蓋骨の動きは3方向あることを理解する．
膝伸展時に中間広筋は関節包を引き上げる役割を持っており，中間広筋の十分な収縮能が求められる．

### エキスパートの道 Road to Expert

膝関節の伸展時，膝蓋大腿関節において膝蓋骨は上方に滑る必要がある．一方，屈曲時は大腿骨の周りを下方に滑ることになる．この時に生じている膝蓋骨の動きは，大腿骨の周りを公転しながら求心性に自転しており，このイメージをもって手技の操作を行うと効果的である．

## 伸展制限への手技 2
## 大腿脛骨関節への介入

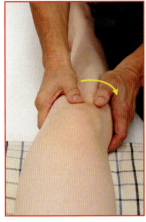

大腿骨の下方にクッションをおき，膝関節伸展位で脛骨を外旋させる

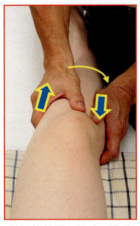

膝関節伸展と同時に脛骨の外旋と前方すべりを行う

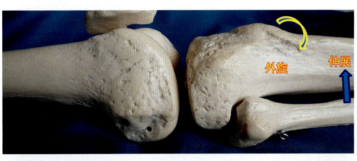

膝関節は最終伸展時に下腿が外旋する（スクリューホームムーブメント）

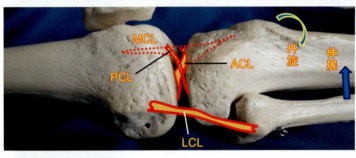

膝関節周囲の靱帯と回旋について，下腿の外旋制限はMCL，LCL，内旋制限はACL，PCLが関係する．ACL，PCLは最終伸展時に絡み合って膝関節を安定させる

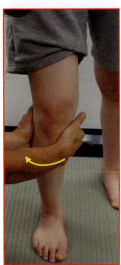

立位で，術者は脛骨を外旋させ，この肢位で膝を伸展させる

### Advice

膝関節の伸展時には下腿（脛骨）の外旋が生じている．大腿骨に対して脛骨を外旋位に保ちながら脛骨を前方に滑らせる．

### エキスパートの道

膝関節の伸展には脛骨の最終外旋が必要になる（スクリューホームムーブメント：screw home movement）．高齢者では骨盤後傾と同時に大腿骨が外旋位を取っているため，脛骨の外旋が障害されやすい．結果的に，歩行時の膝関節伸展時にラテラルスラスト（lateral thrust）現象が生じて膝痛を発生する．このケースでの膝関節完全伸展は不可能となる．骨盤を含めた下肢全体へのアプローチが必要になる．

# 膝関節

## 伸展制限への手技3（特に，膝窩部の拘縮をともなう）
## 後外側構成体・前内側構成体への介入

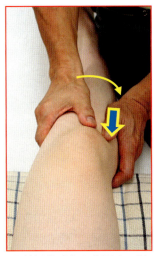

後外側構成体を伸張する場合，膝関節伸展位で脛骨の外側を後方に押し込む

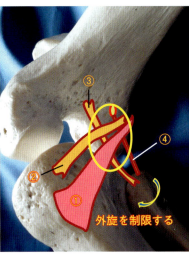

後外側構成体
①膝窩筋
②斜膝窩靱帯
③弓状靱帯
④ファベラ腓骨靱帯
LCL
（ダイヤルテストが用いられる）

後外側構成体は下腿の外旋を制限する．構成体の短縮は外旋を抑制して膝に伸展制限をもたらす（図は，内後方よりみる）

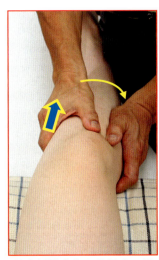

前内側構成体を伸張する場合，脛骨の内側を前方に引き出す

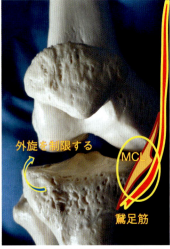

前内側構成体
①鵞足筋
②縫工筋
③薄筋
④MCL
（スローカムテストが用いられる）

前内側構成体は下腿の外旋を制限する

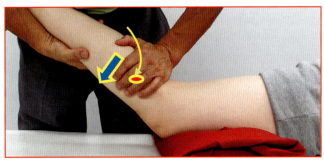

腹臥位で脛骨外側を押して外旋させ，そのまま脛骨を前方に滑らせる方法もある

### Advice

膝関節伸展制限の原因に脛骨の外旋制限がみられる場合，2通りの考え方を検討する．
①後外側構成体に拘縮等があって脛骨に外旋制限が生じている場合，脛骨を後外側に押し込み，外旋を誘導する必要がある．
②前内側構成体に拘縮等があって脛骨に外旋制限が生じている場合，脛骨を前内側に押し込み，外旋を誘導することになる．

### エキスパートの道
Road to Expert

膝関節に伸展制限をもたらす原因の一つに後外側構成体の短縮を挙げなければならない．後外側構成体は弓状靱帯，斜膝窩靱帯，ファベラ腓骨靱帯等で構成されている．位置的には膝窩部の後外側を指すが，膝伸展制限の改善を目的とする場合は脛骨外側を腓骨を含めて下腿を外旋（後方に回旋）させて後外側構成体を伸張する方法が用いられる．

# 伸展制限への手技 4
## 関節包・靱帯への介入

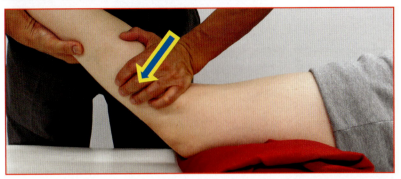

腹臥位で後外側構成体を伸張するため，脛骨を前方に押し込む

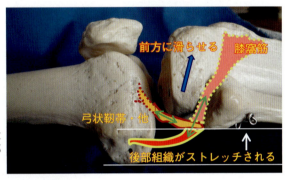

膝後方関節包・斜膝窩靱帯・弓状靱帯・ファベラ腓骨靱帯が膝窩部後方での支持組織である

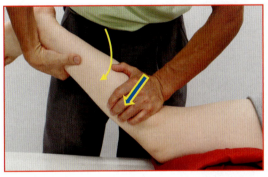

腹臥位で脛骨を外旋位とし，後外側構成体の伸張を目的に脛骨を前方に押し込む

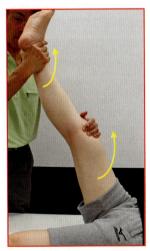

半膜様筋をストレッチする．股関節外旋位でのSLRとなる（後述）

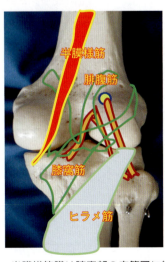

半膜様筋膜は膝窩部の広範囲に線維を送るため，膝窩部への影響が大きいといえる．
半膜様筋のストレッチは膝窩部の緊張を緩和する意味で効果的といえる（後述）

## Advice

膝伸展を制限する関節包・靱帯は，主に後方に位置するものが関わることになる．すなわち，膝後方（膝窩部）の短縮・拘縮への介入が必要となる．

膝窩部全体に拘縮がみられるケースでは，脛骨の前・後方向への滑りを確保する．一方，半膜様筋は関節包後部線維と線維性連結をしていることから膝窩部への影響が大きいといえる．半膜様筋の十分なストレッチは膝窩部にとって効果的である．

## エキスパートの道
### Road to Expert

膝窩部で半膜様筋は膝窩筋膜，靱帯（斜膝窩靱帯・弓状靱帯・ファベラ腓骨靱帯）・関節包と線維性連結をしており，解剖学的理解が必要である．特に，膝関節の後外側構成体は関節包後部線維と強く関わることから，この部位と周囲の筋へのアプローチは膝窩部痛に対して重要な手技となる．

# 膝関節

## 伸展制限への手技5（筋力低下にともなう）大内転筋に筋連結する内側広筋への介入

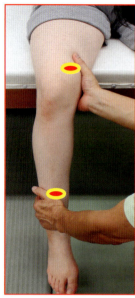

筋力低下に原因があるケースでは内側広筋と大内転筋を触知し、手を図の2カ所において自動抵抗運動を行う

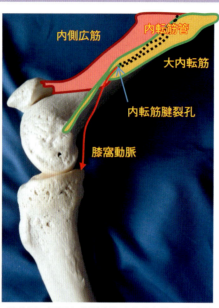

膝伸展に重要な内側広筋は大内転筋と筋連結をしており、その間を内転筋管（ハンター管）、その出口を内転筋裂孔という．大内転筋の弱化は内側広筋に負の影響をもたらして、膝伸展力の低下をもたらす

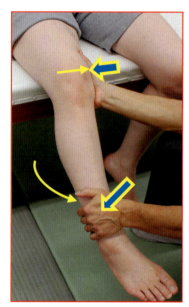

股関節の内転に抵抗を加え、さらに膝伸展に対して同時に抵抗を行う．
ゴムバンドを用いても良い

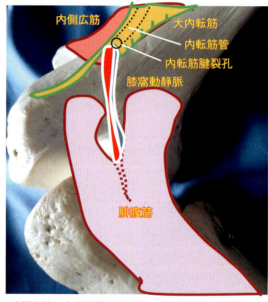

内側広筋と大内転筋でつくられる内転筋管は別名ハンター管と言われ、中を大腿動・静脈が走行している．皮膚直下からこの部位には軽い圧痛がみられる

## Advice

膝伸展制限が筋力の影響と思われるケースでは、股関節の内転運動（大内転筋）と同時に膝関節伸展（内側広筋）を行わせるとよい．内側広筋は大内転筋と筋連結をしていることから理解できる．

## エキスパートの道
Road to Expert

　筋力低下による膝関節伸展障害は原因筋の筋力強化が必須となる．内側広筋の筋力強化法の一つはパテラセッティング，さらに膝関節の伸展自動運動をしながら股関節を屈曲していく方法がある．3つ目の方法としては，内側広筋が大内転筋と筋連結をしていることから，股関節の内転運動と同時に膝関節伸展を行う方法が考えられる．膝関節疾患では股関節内転筋の筋力低下がみられることは日常茶飯である．

## 伸展制限への手技6（骨盤の傾き）
## 骨盤—下肢アライメントからの介入

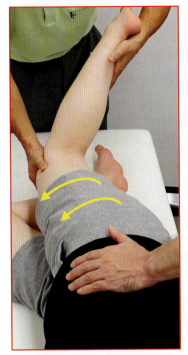

骨盤前傾と同時に下腿を介して（あるいは大転子を介して）股関節の内旋を行う

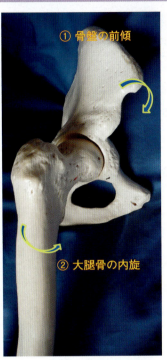

骨盤の前傾は大腿骨を内旋方向に向かわせる

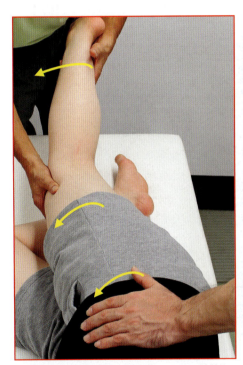

骨盤前傾位で股関節内旋を行い，その肢位から膝伸展を行う

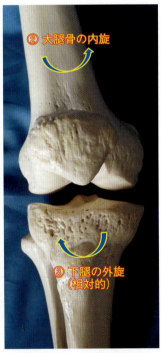

大腿骨が内旋方向に向くと下腿は相対的に外旋する．
この場合，膝伸展に必要な下腿の外旋が生じて伸展に有利となる

### Advice

膝関節の動きは骨盤を含めた下肢全体の機能異常が関係する．よって，単関節のみの介入では有効な治療結果を引き出せない場合，骨盤を含む下肢全体にアプローチする必要がある．

### エキスパートの道 Road to Expert

骨盤の前傾・後傾は下肢のアライメントに大きく影響する．通常，骨盤前傾により大腿部は内旋する．逆に骨盤後傾は大腿部を外旋させてラテラルスラストへと導き，膝伸展に不利となる．大腿が内旋すると相対的に下腿は外旋してスクリューホームムーブメント原理から膝関節伸展を誘導できる．結果として，骨盤は前傾方向に誘導するとよい．

膝関節

## 分裂膝蓋骨への手技（特に，有痛性分裂膝蓋骨の場合）外側支持機構への介入

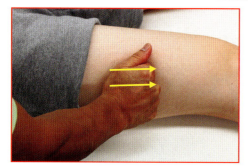

外側広筋のストレッチ，特に筋線維の硬結部分に対する筋膜伸張を行う

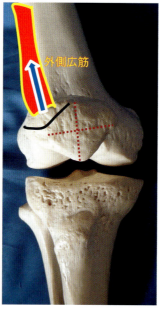

分裂膝蓋骨の多くは上外側に発生する．誘因として外側広筋による伸張刺激（矢印）が考えられる

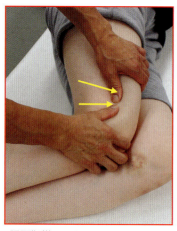

腸脛靱帯のストレッチは，靱帯そのものを横断的にスライドさせる

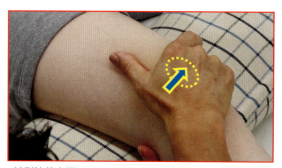

外側膝蓋支帯をストレッチする．膝蓋骨と外側上顆間で膝蓋骨を介して伸張する

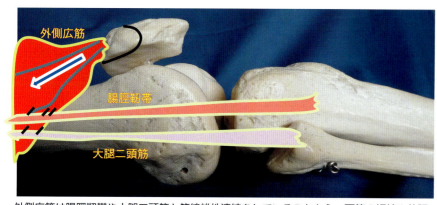

外側広筋は腸脛靱帯や大腿二頭筋と筋線維性連結をしていることから，両筋の短縮や伸張性低下は二次的に外側広筋に筋短縮や伸張性低下をもたらす

### Advice

有痛性分裂膝蓋骨の原因に膝蓋骨の上外1/4に停止する外側広筋，さらに線維性連結している腸脛靱帯等による伸張刺激が挙げられる．

該当筋のストレッチ（SS, DS, HRS）が必要であり，外側広筋に対しては筋膜伸張も併せて行うと良い．

### エキスパートの道 Road to Expert

knee out-toe in は外側広筋の緊張を高めることからこの肢位は禁忌とする．さらに，Toe in にともなう下腿の内旋は腸脛靱帯の緊張を高めることから，この肢位も禁忌とする．よって，下肢アライメントの修正は本疾患の治療手段として有効と考えられる．

内側支持機構の弱化（筋力低下）と外側支持機構の伸張性低下（癒着や瘢痕化，変性）が基礎疾患として存在すると考えられる．であれば，内側支持機構の強化を目的とするアプローチも必要となってくる．

## 膝蓋下脂肪体炎への手技
## 膝蓋骨・膝蓋靭帯への介入

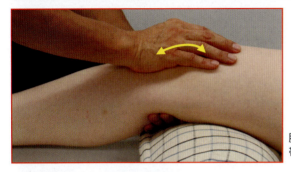

膝蓋骨を上下にスライドさせ，靭帯の伸張性を確保する

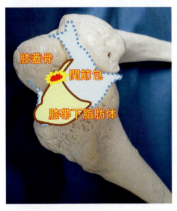

膝蓋骨の多方面への滑動の低下や逆に不安定性はその直下の膝蓋下脂肪体を刺激して炎症を発生させる

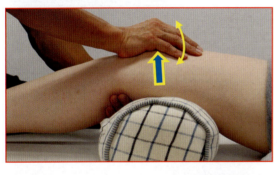

膝蓋骨に回転方向の動きを行い，膝蓋骨を上方に引き出す

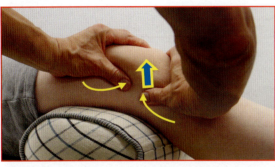

膝蓋骨を左右よりもちあげて膝蓋骨下に指を挿入してその肢位を保持する

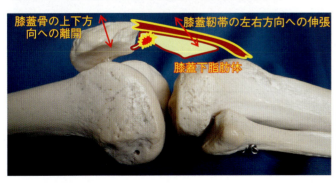

膝蓋骨の可動性確保は，その直下に存在する膝蓋下脂肪体へのストレスを減じることになる

### Advice

膝蓋骨の可動性低下は膝蓋靭帯に伸張性低下をもたらして膝蓋下脂肪体に過剰なストレスを与える．膝蓋靭帯を含めた膝蓋骨の可動性を確保することが重要である．

### エキスパートの道 Road to Expert

膝蓋骨の不安定性，あるいは寡運動は膝関節の運動時に膝蓋靭帯を介して膝蓋下脂肪体に過剰なストレスを与える．膝蓋骨の動きを三次元で理解し，正常な動きを手技によって確保する必要がある．

さらに，膝蓋靭帯の短縮，伸張性低下は膝関節屈伸時に膝蓋骨直下を圧迫し，膝屈曲時に膝蓋骨下に入り込む脂肪体は膝蓋骨と大腿骨間に挟まれて炎症を生じやすくなる．靭帯のストレッチは本疾患にとって極めて有効といえる．

また，中間広筋の短縮，または伸張性低下は関節包を介して膝蓋骨の正常リズムを破綻させることになる．よって，中間広筋のストレッチ，あるいは筋膜伸張は膝蓋骨の可動性確保に有効に作用する．

# 膝関節

## 膝窩部痛への手技 1
## 半膜様筋腱への介入

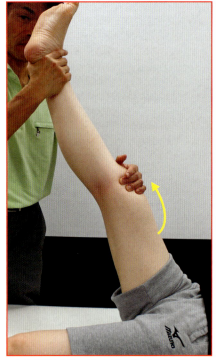

半膜様筋腱膜は膝窩部の筋膜や靭帯と線維性結合をしている．
半膜様筋の短縮を排除する目的で下肢外旋位での SLR は有効である

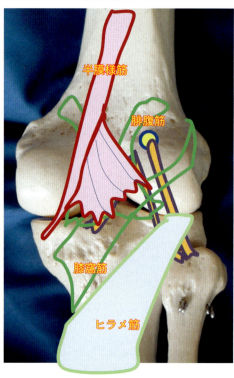

半膜様筋膜は膝窩部において腓腹筋内側頭や後外側構成体の一部と線維性連結をしている．このため，半膜様筋の短縮や伸張性低下は膝窩部痛の誘因となる

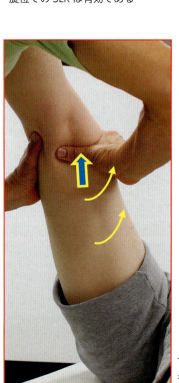

下肢外旋位で SLR を保ちながら，半膜様筋の腱性部分にゆっくりと直圧を加えるとよい

## Advice

膝窩部痛の原因に膝窩部の軟部組織の短縮や不安定性が挙げられる．一方，半膜様筋膜は膝窩部深層に線維を送っており，この部位の癒着や短縮は膝窩部痛の要因となる．
脛骨内側顆の鵞足部に付着する鵞足筋腱と半膜様筋腱の正確な触知を行い，特に，半膜様筋腱への伸張や直圧は効果的である．

## エキスパートの道
### Road to Expert

半膜様筋は股関節伸筋であると同時に膝関節内旋位での屈筋である．半膜様筋は膝窩部内方で膜状の広がりを呈しているため膝窩部の様々な筋膜・靭帯と線維性連結している．よって，膝窩部痛に対する半膜様筋の柔軟性確保は膝窩部の痛みを除去する上で意義がある．

## 膝窩部痛への手技 2
## 膝窩筋腱への介入

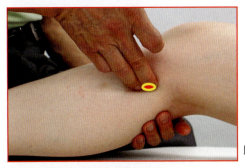
膝窩筋は脛骨上縁の内側で触知する

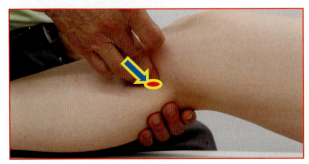
膝窩筋を指先でゆっくりと押し込んで伸張する

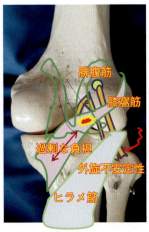
膝窩筋は下腿を内旋し，さらに脛骨の前方滑りを抑制する．一方，後外側構成体の損傷から発生する外旋不安定性は膝窩筋に過剰な伸張を強いることで膝窩部に痛みを発生することがある

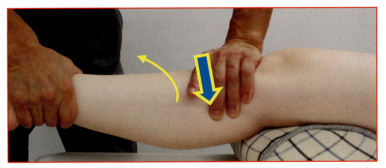
膝窩部のストレッチは，下腿の外旋と膝伸展を行い，同時に脛骨近位を下方に押し込む

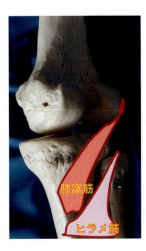
下腿の回旋機能異常は膝窩筋に過剰な負担を加え，膝窩部に運動痛や伸張痛を発生することになる

### Advice
膝窩筋が膝窩部痛に及ぼす影響は大きい．
脛骨近位内側縁に起始して大腿骨外顆後面に向かう膝窩筋の停止部は関節内にあって外側半月と接している．
また，筋紡錘を多く含んでいることから感覚器としての役割を果たしていると考えられる．

### エキスパートの道 Road to Expert

膝窩筋は下腿の内旋作用を有し，膝関節の初期屈曲時にロックを外す役割がある．膝窩部にある靭帯組織の不安定性，あるいは拘縮は膝窩筋に過剰な負担を及ぼして膝窩筋内圧の上昇をもたらす．膝窩筋に対する正しい運動を誘導しながら筋収縮能を高める必要がある．

膝窩筋は，伸張反射に関わる筋紡錘を多く含有しており，$α-γ$連関の影響から異常な筋収縮を生じて機能障害をもたらすことになる．

膝関節

## 膝窩部痛への手技 3 (腓腹筋内側頭の短縮にともなう) 腓腹筋内側頭への介入

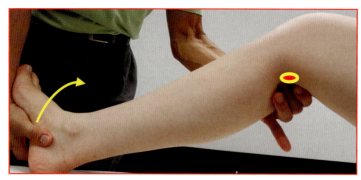

仰臥位で腓腹筋内側頭に対して指を当て, 圧痛と硬さを確認, さらに足関節底屈を指示して筋収縮から内側頭の位置を判断する

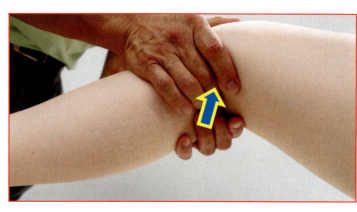

腓腹筋内側頭に対して指で圧迫を加え, 同時に足関節の背屈を行わせて同様の操作を加える

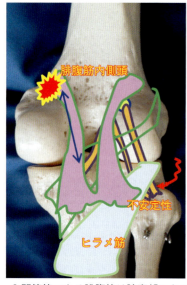 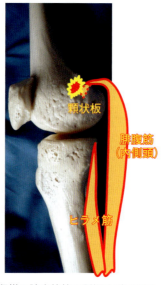

2関節筋である腓腹筋は膝窩部にある靱帯や膝窩筋等の影響を受けやすい. 膝窩筋の筋力低下や膝窩部にある靱帯の短縮は腓腹筋に過剰なストレスをもたらして痛みを誘発する.
腓腹筋の内側頭, 外側頭は脛骨の回旋機能異常の影響を受けやすく, 過剰な負担の加わる部位として理解しておく.
2関節筋として足関節を含めた下腿の運動に大きくかかわることから内側頭, 外側頭には過剰なストレスが加わり膝窩部痛を発生させることになる.

### Advice

膝窩部痛をきたす原因の一つに腓腹筋内側頭の筋硬結が考えられる. 腓腹筋の内側頭は外側頭と比べて過剰な負荷の影響を受けやすく, 痛みの発症部位となる. 内側頭の正確な触知と伸張, 圧迫刺激は膝窩部痛の除去に有効な手段となる.

### エキスパートの道 Road to Expert

腓腹筋の内側頭, 外側頭の一部は線維化をきたして膝屈曲時に関節内に巻き込まれることがあり, 線維化は内側頭に出現しやすい. また, 外側頭の線維化による巻き込みは膝窩部を圧迫して膝窩部痛の原因となる. 腓腹筋は起始部において関節包に線維を送っており, 関節包の形態異常や拘縮, 走行変化は内側頭, 外側頭に運動機能異常や運動痛を生じさせることになる.

## 膝窩部痛への手技 4
## 大腿脛骨関節（前方すべり障害）への介入

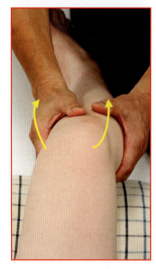

脛骨の内側を前方に，あるいは脛骨の外側を前方に滑らせる

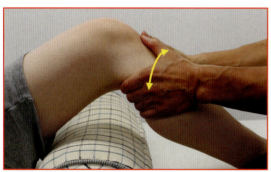

脛骨を前後方向に数回繰り返して滑らせる

前内側構成体の短縮や伸張性低下は脛骨の外旋を制限する．脛骨の回旋制限は膝窩部に痛みを生じやすくする

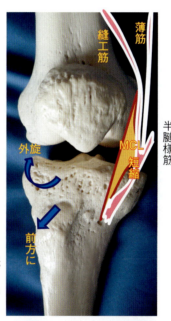

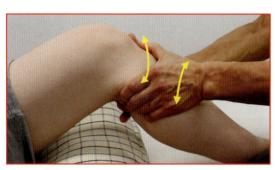

脛骨を内旋，外旋して回旋の動きを加えながら前方すべりを誘導する

十字靭帯の短縮や伸張性低下は脛骨の内旋を制限する．脛骨の回旋制限は膝窩部に痛みを生じやすくする

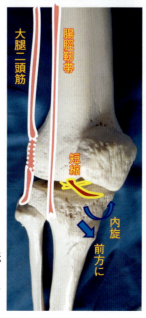

### Advice

脛骨の前方すべりが障害された場合，膝屈曲時に膝窩部痛を発生させることがある．

原因の特定が困難なケースでは取りあえず脛骨の"前方滑り"を目的に手技を行う．

また，ケースによっては脛骨の内旋位，あるいは外旋位で下腿を前方に"滑り"を誘導すると良い．

### エキスパートの道
Road to Expert

　膝窩部痛の原因は非常に多いと考えられる．大腿骨に対する脛骨の前方滑りと回旋は極めて重要であり，機能障害は屈曲時に膝窩部で関節包等の"挟み込み"を生じさせて膝窩部痛を発生させる．この場合，脛骨が前方への滑りを障害されていることがあり，障害を排除するための手技が必要になる．膝関節を内側コンパートメントと外側コンパートメントに分けた場合，内側コンパートメントを前方に滑らせる場合と外側コンパートメントを前方に滑らせる2通りの方法を考える必要があり，病態評価が重要となる．

膝関節

## 鵞足滑液包炎への手技（特に，薄筋の短縮にともなう）薄筋への介入

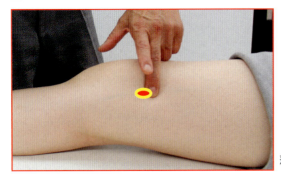

薄筋の触診から短縮の有無を調べる

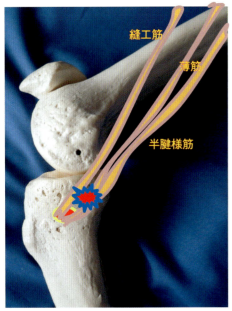

縫工筋
薄筋
半腱様筋

鵞足筋である3筋を正確に触知する．3筋の中で特に短縮傾向が強く圧痛を示す筋を調べる．
薄筋に短縮がみられる傾向が強く，この筋は治療の対象になりやすい

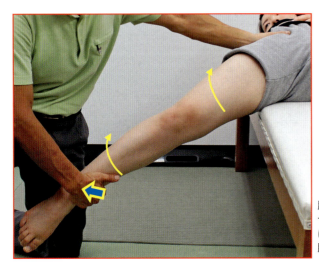

股関節を伸展・外転していき十分に大腿内側が伸張されればその状態を維持したままで膝関節を外旋・伸展する

### Advice

鵞足炎の大半は薄筋が原因である．
その場合，薄筋の短縮，あるいは伸張性低下をきたしており，触診上で硬くヒモ様の線維を感じることが多い．
薄筋に対して適切なストレッチを行う．
鵞足部を構成する3つの腱は脛骨内側顆で触知でき，前方から縫工筋，薄筋，半腱様筋腱の順に並ぶ．

### エキスパートの道
Road to Expert

　鵞足滑液包炎は脛骨内側で鵞足筋（縫工筋，薄筋，半腱様筋）が付着する部位の滑液包に過剰な負担，外力が加わって生じる疾患である．原因筋の主なものは薄筋であり，多くは薄筋に短縮がみられている．この筋のストレッチは本疾患に有効と言われている（赤羽根）．

　薄筋の触察時，大内転筋腱性部が内転筋結節に向かう索状物と誤ることがある．薄筋の停止する方向を確認の上，正確に行うことである．

## 腸脛靱帯炎の手技1（特に，腸脛靱帯の短縮にともなう）腸脛靱帯短縮への介入

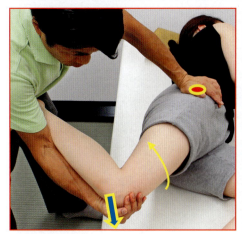

腸脛靱帯に線維を送る大殿筋（浅層線維）を意識する

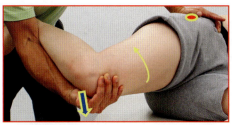

腸脛靱帯を十分に伸張する

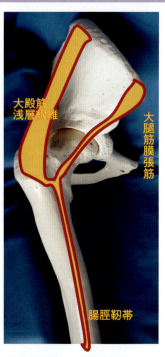

腸脛靱帯は大腿筋膜張筋と大殿筋浅層線維が線維を連結した後，大腿部外側を広く膜状に覆っていき，最終的にガーディー結節に付着する

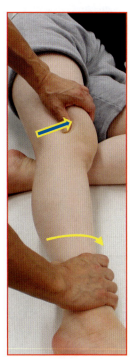

膝関節伸展時には腸脛靱帯を母指で前方に滑らせ，膝屈曲時は後方にスライドさせる

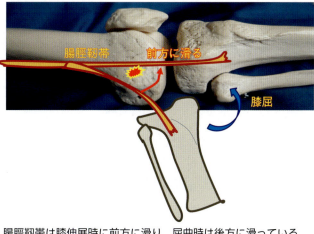

腸脛靱帯は膝伸展時に前方に滑り，屈曲時は後方に滑っている．腸脛靱帯の滑走障害はランナーズニーとして膝外側部に痛みを発生させる

### Advice

腸脛靱帯炎の原因の一つに腸脛靱帯の短縮がある．また，内反膝（いわゆるO脚）のケースにおいても腸脛靱帯炎を発症することがある．オーバーテスト（Ober test）等で確認後，十分なストレッチ（SS，DS，HRS）を行う必要がある．

### エキスパートの道
Road to Expert

ランナーズ膝の代表的なテスト法にグラスピングテスト（grasping test）がある．また，片脚起立での屈伸時に痛みを誘発させる誘発テストも参考になる．さらにスクワッティングテスト（squatting test）は，患側を一歩前に出してtoe in，toe out，neutralの3つの肢位で膝の屈伸を行い，痛みの誘発から判断する．腸脛靱帯は大腿筋膜張筋と大殿筋浅層線維が連結したものであり，股関節屈曲・外転・内旋作用がある．

膝関節

## 腸脛靱帯炎の手技2（特に，筋連結にともなう）外側広筋・大腿二頭筋への介入

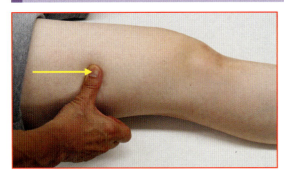

外側広筋の最も緊張している部位に筋膜伸張を行う

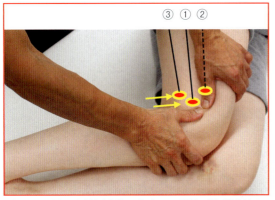

①腸脛靱帯，②外側広筋，③大腿二頭筋が線維連結をしていることを想定しながらそれぞれに手技を加えていく

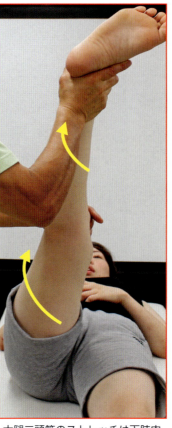

大腿二頭筋のストレッチは下肢内旋位で挙上する

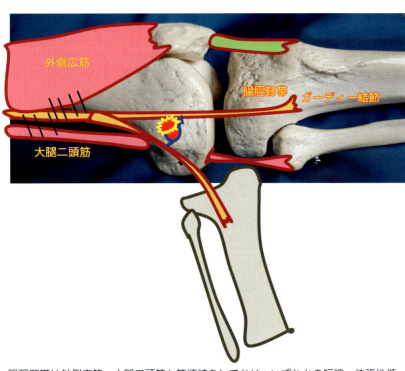

腸脛靱帯は外側広筋，大腿二頭筋と筋連結をしており，いずれかの短縮，伸張性低下は腸脛靱帯の伸張性に影響を及ぼす

### Advice

腸脛靱帯は大腿部外側に広範囲に広がる膜状の線維であり，外側広筋や大腿二頭筋から線維を受けている．どの筋に短縮が見られて，どの筋の影響を受けたかを調べる必要がある．
原因筋を確認の上で，外側広筋への筋膜伸張，あるいは大腿二頭筋のストレッチを行う必要がある．
外側広筋の横断的伸張も併せて行うとよい．

### エキスパートの道 Road to Expert

股関節，膝関節周囲の2関節筋群の短縮は膝関節周囲に様々な影響を及ぼす．基本的に軸回旋を生じる膝関節では大腿の外側を走行する筋の短縮は内反膝を助長する．特に，外側広筋と大腿二頭筋，さらに大殿筋を含めた大腿筋膜張筋（腸脛靱帯）は互いに筋連結していることから，内反膝を発生させる可能性はより高まると判断される．

## 腸脛靱帯炎の手技 3（特に，アライメント異常にともなう）内反膝と股関節外旋位への介入

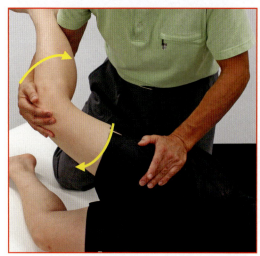

股関節の外旋優位に対して，大転子を介して股関節を内旋方向にスライドさせる

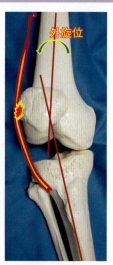

股関節の外旋位は下腿の相対的内旋を引き起こして内反膝を招来し，ラテラルスラストを発生させる．骨盤を含めた大腿骨の内旋誘導が介入方法として考えられる

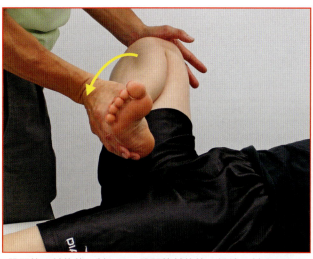

股関節の外旋位に対して，股関節外旋筋の短縮に対するストレッチを加える（梨状筋のストレッチ参照）

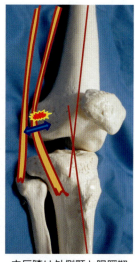

内反膝は外側顆と腸脛靱帯間で前後の滑りを障害する

### Advice

腸脛靱帯炎の原因の一つに，股関節の外旋位が挙げられる．股関節の外旋は内反膝を助長するため，股関節を内旋方向にむけた手技を加える．

### エキスパートの道
Road to Expert

腸脛靱帯炎は下肢のアライメント異常など，様々な原因から起こりうる疾患である．高齢では骨盤後傾とアウトフレアの結果として大腿部の外旋傾向から内反膝となってラテラルスラスト（lateral thrust）を発生，腸脛靱帯炎につながることになる．

## 膝関節

### 腸脛靭帯炎の手技4（特に，アライメント異常にともなう）距踵関節と内反膝，足底への介入

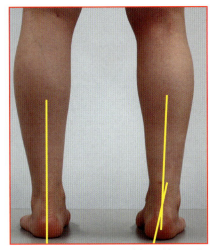

下腿踵骨角（踵骨内反：右）に対する距踵関節への手技を行う

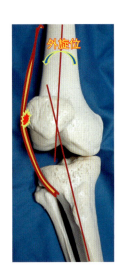

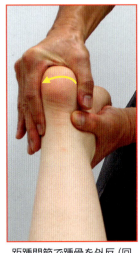

距踵関節で踵骨を外反（回外）方向に誘導する

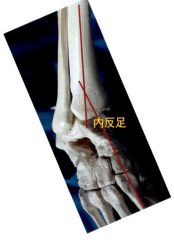

距踵関節での内反（下図）に伴って生じる膝関節の内反（上図）は腸脛靭帯炎の発症原因となる

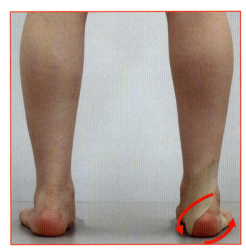

必要に応じて，テープ等で矯正しながら歩行を行う

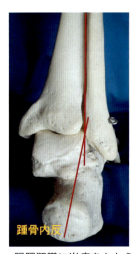

腸脛靭帯に炎症をもたらす要因として足部の変形が挙げられる．内反足，あるいは踵骨内反は荷重時に膝関節に内反変形をもたらす

### Advice

膝内反の増加に伴って腸脛靭帯に痛みが生じるケースがある．

距踵関節に原因が考えられる場合，距踵関節へのアプローチ，一時的にテープや足底板を使用することがある．

足底板は装着により症状は改善するが根治することはなく病態を改善させることが優先される．

手技は根治を目指す治療といえる．

### エキスパートの道

内反膝をきたす要因の一つに足部アライメント異常がある．内反膝は腸脛靭帯炎を惹起することから足部へのアプローチも意義がある．一つの病態に対して多面的な観察（評価）を行い，一つ一つ原因を排除していく姿勢が臨床家には求められている．

## 膝関節前方痛（AKP）の手技1
## 膝蓋骨への介入①

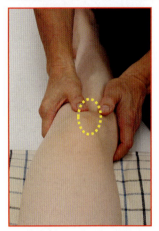

膝蓋骨の可動性を全て確認する

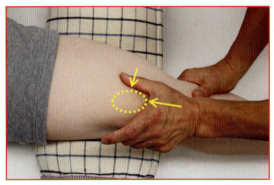

特に，屈曲時に膝蓋骨に生じるはずの動きがみられない，あるいは異常な可動性がある場合，その方向の可動性をだす

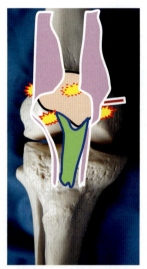

膝蓋骨周囲の靱帯，支帯等が短縮，あるいは伸張性低下をきたし，膝蓋骨の可動性が低下する．この場合，膝蓋大腿関節面に圧迫力が増大し，痛みを発生することになる

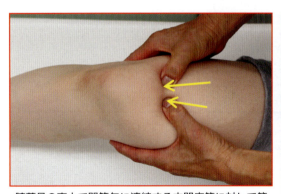

膝蓋骨の直上で関節包に連結する中間広筋に対して筋膜伸張を行う

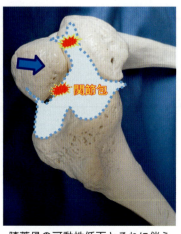

膝蓋骨の可動性低下とそれに伴う関節包の肥厚によって膝屈曲時に膝蓋骨が関節包を挟み込むことがある．膝蓋骨の動きには一定の遊び（余裕）が必要である

### Advice

膝関節前方痛（anterior knee pain：AKP）は膝蓋大腿部疼痛症候群（patello-femoral pain syndrome）とも呼称されており，小児期，成長期にみられる膝蓋骨と大腿骨間での障害を意味する．大雑把に膝前方の痛みに対してAKPと呼称することがある．

### エキスパートの道
Road to Expert

　大腿骨前面を覆っている膝蓋骨は膝蓋靱帯以外に内側・外側膝蓋大腿靱帯，内側広筋からの線維である内側支帯，外側広筋からの線維である外側支帯，さらに関節包とつながっている．また大腿四頭筋（特に中間広筋）によって安定性が確保されている．これらに損傷が生じて不安定性が増した場合，あるいは短縮して可動性が減少した場合は膝蓋骨に機能障害が生じる．関節面への圧迫は特にAKPの要因となっている．
　膝蓋骨の動きを正確に評価する技術を持つことはAKPの治療にとって大切なことといえる．

# 膝関節前方痛（AKP）の手技 2
## 膝蓋骨への介入②

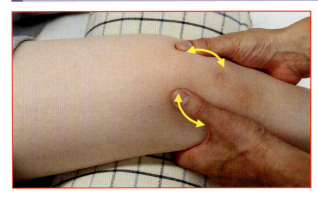

膝蓋骨の垂直軸を回転軸とする回旋（内旋・外旋）を加える

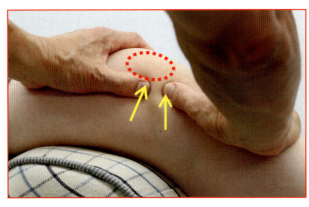

必要に応じて，内側・外側から大腿膝蓋関節間に指を挿入，その間を浮き上がらせる（伸張する）

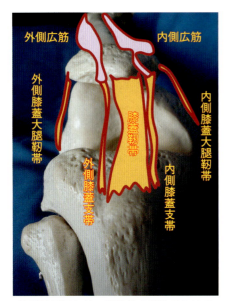

膝蓋骨周囲には，安定性を高めるための多くの線維が存在する．
筋肉を含めて膝蓋骨の安定化に作用する靱帯，支帯を理解する

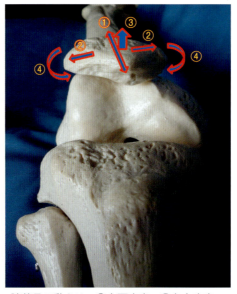

膝蓋骨の動きは，①上下方向，②左右方向，③離開・圧迫方向　④回旋方向の四通りがある．各方向に動く必要がある

## Advice

AKP は膝蓋骨の機能障害が主要因であり，それに関わる膝蓋骨周囲の軟部組織へのアプローチが重要になる．

## エキスパートの道
### Road to Expert

　AKP は膝蓋骨の可動性低下が原因として挙げられている．膝蓋骨に対して上下・左右方向への手技を加える必要がある．
　特に，膝蓋骨の下方すべりを妨げる中間広筋の硬さ（伸張性低下）を改善させることは効果的といえる．膝蓋大腿関節の機能障害や脛骨の回旋異常に対する手技の目的は，膝蓋骨の可動性を高めることである．

## 内反膝の手技1（筋力低下にともなう）内反を助長する筋への介入

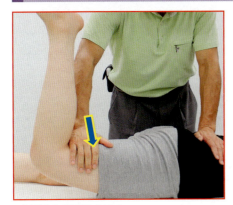
大殿筋のMMTを示す

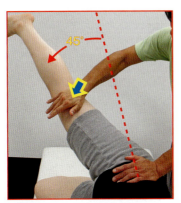
大腿筋膜張筋のMMTを示す

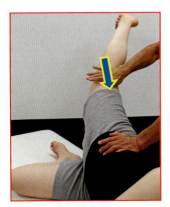
中殿筋のMMTを示す

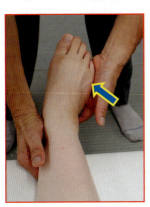
長腓骨筋のMMTを示す

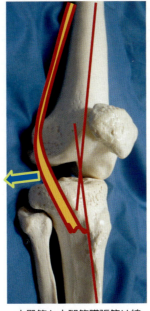
大殿筋と大腿筋膜張筋は線維性連結をしており，筋力低下は骨盤の側屈と後傾をもたらす．この場合，膝関節は内反方向に誘導される

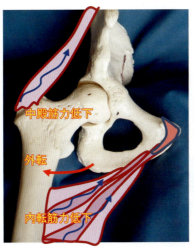
股関節内転筋が弱いと股関節は外転方向に開いて膝関節は内反する．一方，中殿筋の弱化は骨盤を反対側に落とすため，同時に膝関節は内反する

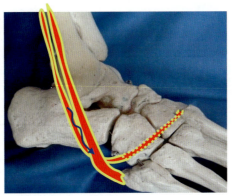
長腓骨筋の弱化は足関節を内反方向に向けるため，膝関節外側裂隙は開いて内反する

### Advice

膝関節の内反に影響する要因として，骨性要因と筋性要因等が考えられる．
内反を助長する筋肉には骨盤周囲筋があり，単関節筋以外に2関節筋の関与を知る必要がある．

### エキスパートの道
Road to Expert

　膝内反を助長する主な筋として，骨盤周囲では大殿筋，中殿筋，大腿筋膜張筋，さらに股関節内転筋，足関節では長腓骨筋の筋力低下が挙げられる．

　骨盤周囲筋の筋力低下で生じる下腿の外旋障害（スクリューホームムーブメント障害）は膝関節の内反傾向を高め，安定性の低下とラテラルスラストに繋がることになる．

膝関節

## 内反膝の手技2（特に，後外側構成体の短縮にともなう）後外側構成体への介入

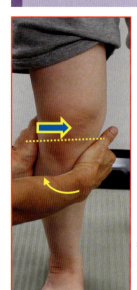

後外側構成体の拘縮により脛骨の外旋が障害されている場合，膝関節に内反が生じることがある．この場合には膝関節の外反と脛骨の外旋位を保ちながら荷重をかける

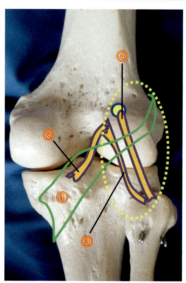

後外側構成体（点線）
①膝窩筋
②斜膝窩靭帯
③弓状靭帯
④ファベラ腓骨靭帯

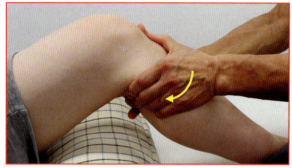

膝関節後外側に対して，脛骨の後外側を後方にスライドさせることで下腿の外旋を誘導していく

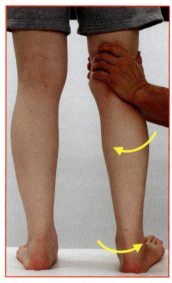

立位で脛骨に外旋を加えながら膝関節の伸展外反を誘導する

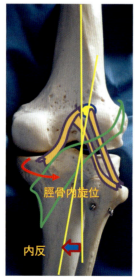

後外側構成体の拘縮は脛骨の外旋制限をもたらして内反膝を生じやすくする

### Advice

内反膝の原因に後外側構成体の拘縮（短縮）が挙げられる．
介入方法として，膝関節外反位からの脛骨外旋誘導を行う．

### エキスパートの道 Road to Expert

膝外側構成体には斜膝窩靭帯，弓状靭帯，ファベラ腓骨靭帯等があって膝関節の後方，外側の支持性を高めている．この部分の断裂は下腿の外旋不安定性を生じさせる（ダイヤルテスト（dial test））．一方，この部分の拘縮（線維の変性や線維化による）は，膝関節の外側の伸張性を低下させて膝に内反をもたらすことになる．膝窩筋も含めて十分な伸張が必要である．

## 内反膝の手技3（特に，アライメント異常にともなう）下腿踵骨角への介入

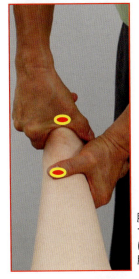

腹臥位，あるいは仰臥位で距骨と踵骨を正確に分けて把持する．ここでは腹臥位での操作を示す

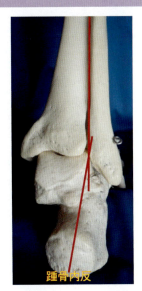

踵骨内反

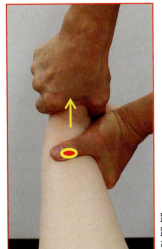

距骨を固定した上で距骨に対して踵骨を引き離す方向に牽引を加える

踵骨外反／踵骨内反／踵骨内転／踵骨外転

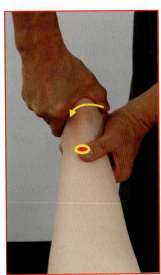

さらに，距骨を固定して踵骨を牽引しながら踵骨の外反（外転）を行う

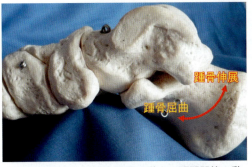

通常は，踵骨上にある距骨の動きで距腿関節の動きを表現するが，距骨に対する踵骨の動きとして手技に応用できると考えている

踵骨伸展／踵骨屈曲

### Advice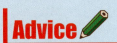

踵骨内反にともなって生じる膝関節の内反（内反膝）に対して，踵骨を外反誘導（距踵関節）することでアライメントを変化させる

### エキスパートの道 Road to Expert

内反膝の原因に踵骨の内反による影響が考えられる．内反位で形作られた距踵関節に対しては，他動的に踵骨の外反方向に動かすことが薦められる．即ち，距踵関節の可動性が固定化している場合の積極的な介入といえる．踵骨外側への足底板挿入も効果的である．

# 足関節

## 背屈障害の手技 1
## 距骨すべり異常への介入

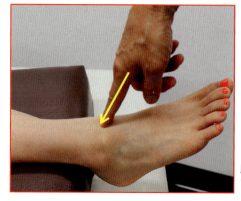

膝屈曲位で下腿遠位端後面にクッションをあて，天蓋と距骨頸を触知する

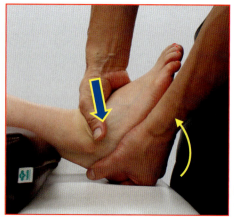

距骨頸に手を置き，足関節背屈と同時に距骨を後方に滑らせる

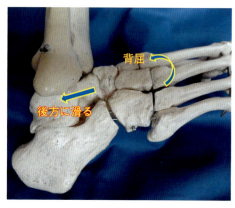

距骨は足関節背屈時，後方に滑ることを応用している

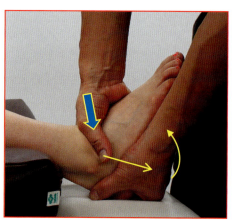

距骨を末梢（足底）方向に牽引しながらさらに距骨を後方に滑らせる

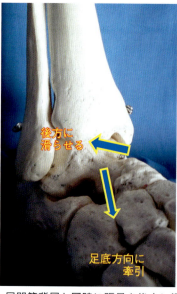

足関節背屈と同時に距骨を後方に滑らせる．さらに，距骨に回旋（特に回内）と足底方向への牽引を加える

### Advice

足関節背屈時には距骨の後方すべりが生じている．足関節背屈制限では背屈と同時に距骨を後方に押し込む（滑らせる）必要がある．同時に末梢牽引を加えることもよい．
上記の手技を距骨に加える場合，腓腹筋の緊張を除去するために膝関節は必ず屈曲位として足関節の背屈誘導を行う．

### エキスパートの道
Road to Expert

　距骨体の形状（曲率）は内側，外側で異なり内側が大きく（カーブが急である）外側は小さくなっている（カーブが緩い）．よって，足関節背屈時に足部は回内することとなる．このことを応用すれば，足関節背屈制限がみられる症例には，背屈と同時に距骨を後方に押し込むと同時に足部を回内させると機能的である．さらに慣れてくると距骨に牽引（関節間の離開）を加えて行うことがある．

## 背屈障害の手技 2
## 下脛腓関節機能異常への介入

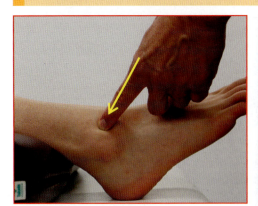

下脛腓関節の位置を触知する

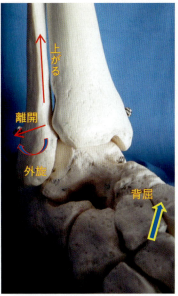

下脛腓関節は靱帯結合であって解剖学的関節ではない．
足関節の背屈に伴って下脛腓関節では腓骨の上方滑り，離開，外旋が生じる

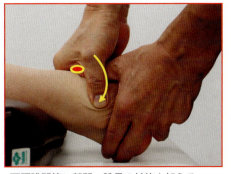

下脛腓関節に離開，腓骨の外旋を加える

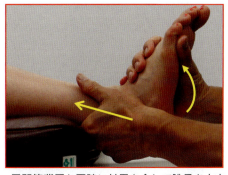

足関節背屈と同時に外果を介して腓骨を上方に押し上げる

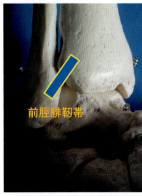

下脛腓関節における前後の靱帯を示す

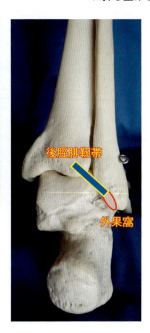

### Advice

足関節背屈時に下脛腓関節は両骨間での離開，腓骨の上方移動と外旋が生じる．よって，背屈と同時に下脛腓関節に上記の手技を加えるとよい．

### エキスパートの道
Road to Expert

下脛腓関節は靱帯結合によって可動性が保たれている．下脛腓関節の周囲を両手で締めた状態で足関節背屈を行うと明らかに背屈制限が生じる．これは足関節背屈時に下脛腓関節が開くことを意味しており，下脛腓関節の離開は足関節の背屈に大きく関っていることが窺われる．

下脛腓関節を離開する場合，母指を交叉してそれぞれ内果，外果を離開する方向に圧迫を加えるとよい．

足関節

## 背屈障害の手技3（特に，底屈筋短縮にともなう）足関節底屈筋・アキレス腱への介入

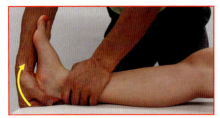

下腿後面の筋短縮に対して腓腹筋のストレッチを行う（膝関節は伸展位）

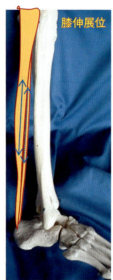

膝伸展位

足関節背屈障害では腓腹筋とヒラメ筋のいずれか，あるいは両者に短縮や伸張性低下がみられることがある．
また，アキレス腱の伸張性低下が背屈制限の要因となることがある

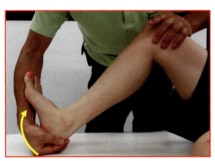

さらに，膝屈曲位でヒラメ筋のストレッチを行う

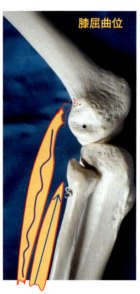

膝屈曲位

膝屈曲位で腓腹筋を弛緩させてヒラメ筋のみのストレッチを加える．膝関節伸展時には腓腹筋が主にストレッチされる

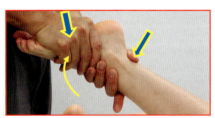

足関節の底屈を行わせ，等尺性収縮を維持しながら術者はアキレス腱にダイレクトストレッチを加える

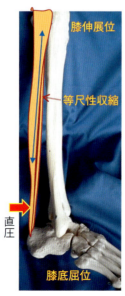

膝伸展位
等尺性収縮
直圧
膝底屈位

筋を等尺性収縮の状態で腱部分に圧迫を加えると，腱のストレッチが期待できる

### Advice

足関節背屈の制限要因に下腿三頭筋やアキレス腱の短縮，または伸張性低下が考えられる．
ヒラメ筋，また腓腹筋を分離してそれぞれにストレッチ（SS, DS, HRS）を加える必要がある．
必要に応じてアキレス腱にストレッチを行うことがある（図参照）．

### エキスパートの道 Road to Expert

　足関節の背屈制限には筋性のものがあり，ヒラメ筋，または腓腹筋の両者を分離して確認し，必要に応じて筋にストレッチを加える．
　筋収縮のない状態でのストレッチは，主に筋・筋膜の伸張が期待でき，一方，筋を収縮した状態（等尺性収縮）でストレッチ，または腱上に直圧を加えると主に腱の伸張が期待できる．

## 背屈障害の手技 4
## 上脛腓関節機能異常への介入

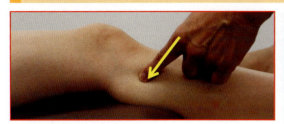

上脛腓関節の位置を確認する

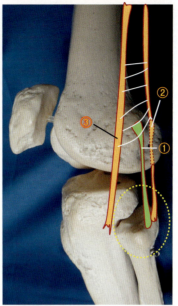

上脛腓関節は解剖学的関節である（点線）．
腓骨頭には①LCL，②大腿二頭筋が付き，大腿二頭筋には③腸脛靭帯が線維性連結をしているため，腸脛靭帯の短縮は上脛腓関節の可動性を低下させることになる．
大腿二頭筋や腸脛靭帯を含めた多面的捉え方が必要となることを理解する．
様々な要因から足関節の背屈制限が発生することを理解しなければならない

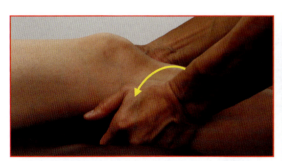

一方の手で脛骨を安定させ，他方の手で腓骨頭を外方・後方に滑らせる

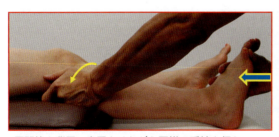

足関節を背屈・底屈させながら同様の手技を行う

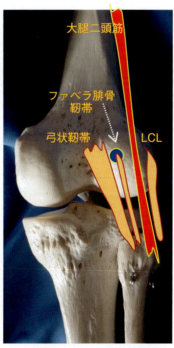

上脛腓関節の動きに間接的影響を及ぼすと思われる筋と靭帯を示す．特に腓骨頭に関わる筋と靭帯に注目する

### Advice

足関節背屈時に上脛腓関節は解剖学的関節としての動きが生じている．この部位の運動制限は足関節背屈障害をもたらす可能性があり，健側との比較から制限方向を判断する．
上脛腓関節を自分の手で固定した状態で足関節を背屈すると背屈は制限されていることが分かる．
また強制的に背屈を行うと腓骨は動き出すことも理解できる．

### エキスパートの道
Road to Expert

上脛腓関節は足関節の背屈にとって大切な部位と言え，筋や靭帯の短縮・伸張性低下は背屈制限をもたらす．また，大腿二頭筋が斜方向より進入するため筋短縮は腓骨頭を近位に引き上げることになる．筋の短縮を調べて必要に応じたストレッチと，足関節の他動的背屈・底屈時に上脛腓関節の動き（腓骨頭でみる）を誘導することが重要である．

# 足関節

## 背屈障害の手技5（特に，屈筋支帯の短縮にともなう）屈筋支帯機能異常への介入

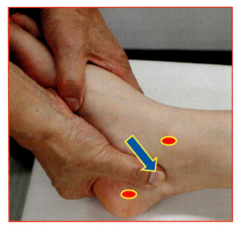

屈筋支帯の硬さを確認し，屈筋支帯そのものを圧迫する

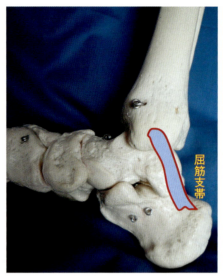

内果と踵骨間に屈筋支帯があって，中（足根管）を後脛骨筋，長指屈筋，長母指屈筋が走行する

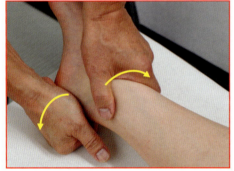

内果-踵骨間で踵骨の可動性を確保するために踵骨を外反方向にスライドさせる．これは屈筋支帯を伸張することになる

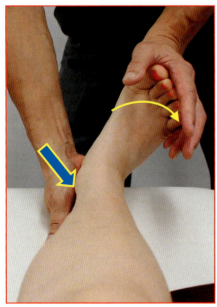

踵骨を外反方向に維持しながら，屈筋支帯に対して直圧・伸張を加える

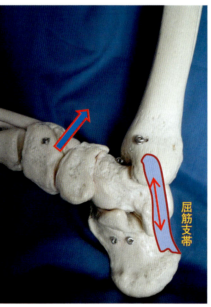

足関節背屈時，距骨は後方に滑るが，結果的に屈筋支帯は伸張されることになる．屈筋支帯の短縮は足関節の背屈制限をもたらすことになる

### Advice

背屈時に内果と踵骨間にある屈筋支帯は伸張される．内果-踵骨間での踵骨の回内（踵骨外反）を行い，さらに屈筋支帯に直圧を加えることで屈筋支帯の緊張緩和を期待できる．
必要に応じて踵骨を末梢に牽引することがある．

### エキスパートの道 Road to Expert

足部の屈筋支帯は内果と踵骨間にあって下腿筋膜によって補強された強靭な線維構造をしている．下腿筋膜の緊張は屈筋支帯に伸張性の低下をもたらす．足関節背屈時，内果と踵骨間の屈筋支帯は伸張される．屈筋支帯の短縮や伸張性低下は足関節に背屈制限をもたらすことが考えられる．

## 捻挫の後遺症の手技1（特に，筋力低下にともなう）長腓骨筋への介入

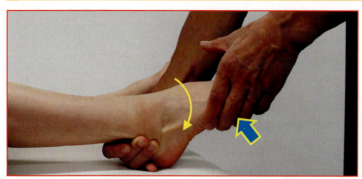
長腓骨筋の筋力を確認する

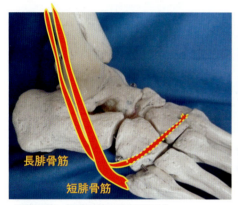
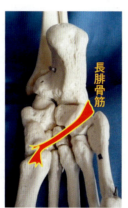

長腓骨筋，短腓骨筋の走行を示す
長腓骨筋は立方骨の下方（長腓骨筋腱溝）を通過して足底に入り，内側楔状骨と第1中足骨底に付着する．右図は長腓骨筋を足底からみる

強化法
足関節の底屈・外返しの自動運動を理解させる．
術者の手を用いて，あるいはセラバンドにて，この運動を繰り返す

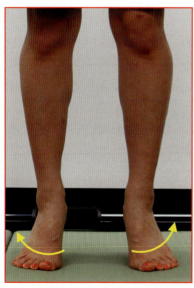
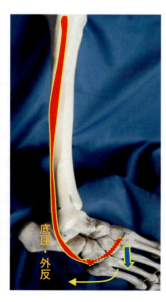

立位で足関節外反を維持しながら底屈（爪先立ち）を行わせる

### Advice

捻挫の後遺症に足関節の内反可動性の増加と外反力の低下がある．これは前距腓靭帯損傷による不安定性と長腓骨筋の筋力低下から生じている．

対応策として，足関節底屈位での外反運動が重要であり，この運動に関わる主要な筋として長腓骨筋が挙げられる．

### エキスパートの道 Road to Expert

捻挫後，前距腓靭帯の支持性低下が顕著にみられるが，それを補える筋として長・短腓骨筋が挙げられる．特に長腓骨筋は前距腓靭帯の走行に沿った領域にあって動的安定装置としての役割を果たしている．即ち，足関節の肢位にもよるが，特に足関節底屈時の長腓骨筋は前距腓靭帯の走行に一致した方向に走っているといえる．この筋の筋力強化は捻挫の再発予防に最も重要な役割を担っていることを理解する．

足関節

## 捻挫の後遺症の手技 2
## 距骨機能異常への介入

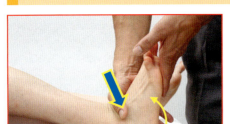
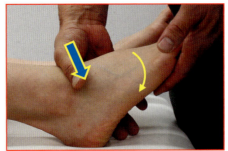

前距腓靱帯損傷で生じる距骨の前方滑りに対して距骨を後方に押し込みながら背屈・底屈自動運動をさせる

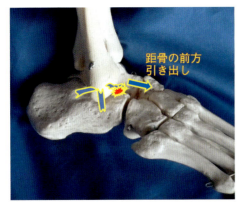

前距腓靱帯損傷によって距骨は前方に滑る．滑りの左右差を把握しておくことが重要である

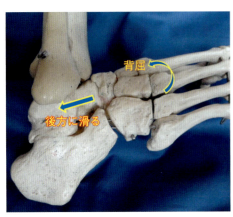

距骨を後方に押し込みながら距腿関節を安定させる．その肢位を確保した上で背屈・底屈の自動運動を行う

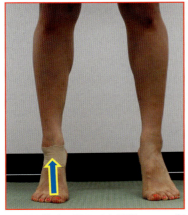
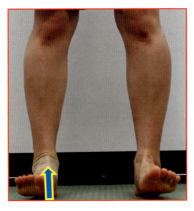

距骨を後方に滑らせた状態でテープを巻き，この状態で足関節の背屈・底屈自動運動を繰り返す

### Advice

捻挫の後遺症に距骨の前方すべりがある．
これを防ぐ意味で距骨頸部に術者の手掌を当てて前方すべりを抑止しながら背屈運動を行わせる．
距骨を後方に押し込んで距腿関節の支持面を安定させることが，筋力強化を行う上で重要となる．

### エキスパートの道 Road to Expert

前距腓靱帯損傷は距骨の前方すべりを生じ，前方に滑ったままでは足関節の背屈は不可能となる．さらに，インピンジメントによる痛みを発症することが多い．いかに距骨を後方に滑らせて足関節背屈を誘導するかが治療のポイントとなる．日常生活で距骨が前方に位置したまま放置して使用していると関節間のインピンジによって距骨の関節軟骨損傷を招くことがある．

## 捻挫の後遺症の手技 3
## 下脛腓関節機能異常への介入

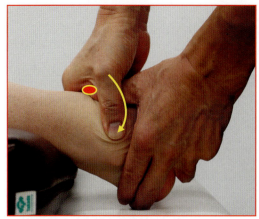

下脛腓関節の動きが悪い場合，特に動きの悪い方向に腓骨を介して離開等の動きをつける

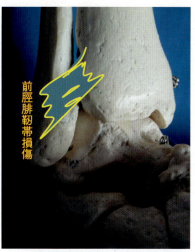

下脛腓関節の痛みは，前脛腓靱帯損傷によって関節の動きが緩くなる（loose）か，一方で線維性癒着によってその可動性が低下している（contracture）かのいずれかを判断する

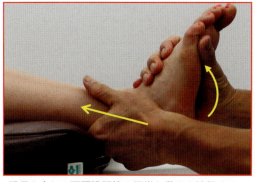

腓骨を介して下脛腓関節の正常な動きを確保する

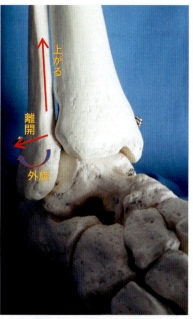

下脛腓関節の可動性をだすために，腓骨に対する手技を加える

### Advice

捻挫の後遺症の多くに前脛腓靱帯損傷による下脛腓関節の可動性低下が挙げられる．下脛腓関節は3つの動きから構成されており，いずれの動きが制限されたかを調べた上で必要な手技を用いる．

### エキスパートの道
Road to Expert

　足関節捻挫の評価において，前距腓靱帯や踵腓靱帯に目を向けるが，下脛腓関節を対象とすることは少ないように思われる．難治性のケースでは，下脛腓関節の機能異常が考えられる．健側との比較によって機能障害が考えられる場合は，下脛腓関節に必要な手技を加えることになる．普段から健常者の下脛腓関節の動きを確認しておくとよい．

足関節

## 扁平足の手技1
## 距踵関節への介入

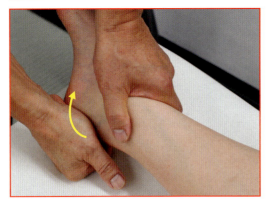

仰臥位で踵骨の外反可動性を確認し（矢印），手技は内反を誘導する

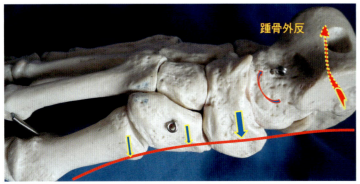

下腿踵骨角は踵骨の傾きにより生じる．踵骨外反によって舟状骨，楔状骨が沈下して扁平足を発生する

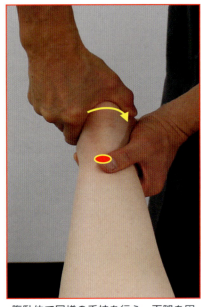

腹臥位で同様の手技を行う．下腿を固定して踵骨を滑らないように把持し，ゆっくりと内反（矢印）方向に回転させる．必要に応じて踵骨に牽引を加える

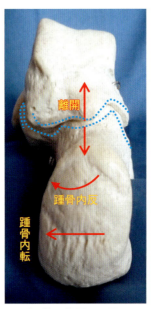

距踵関節を後面から見る．踵骨外反に対しては，踵骨を内反・内転し，必要に応じて距骨・踵骨間を離開させる．
具体的には，距骨を把持して踵骨を下方に引き下げる

### Advice

扁平足には踵骨の外反（内転）が認められる．よって，距踵関節に対して踵骨の内反誘導を行う．また，距踵関節の3つの動き（踵骨の内転・外転，回内・回外，屈曲・伸展）の中で特に制限されている動きに対して誘導を行う．

### エキスパートの道
Road to Expert

　扁平足の多くは踵骨の外反（回内）が生じており，下腿－踵骨間のアライメントを修正することが重要となる．異常なアライメントを修正する方法として距踵関節へのアプローチは重要である．もちろん，足底板を用いることも効果的と言える．

　扁平足に対する踵骨へのアプローチは，もちろんこれのみで治療できる訳ではない．距踵関節のアライメントを調整するなかで，後述の筋力強化を併せて行う必要がある．

## 扁平足の手技 2
## 舟状骨への介入

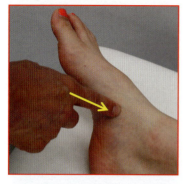

舟状骨の位置と可動性，さらに歩行時の痛みの有無を確認する

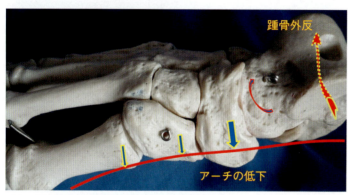

アーチの低下は特に舟状骨において大きくなる

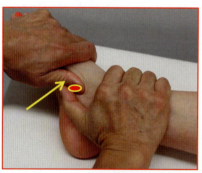
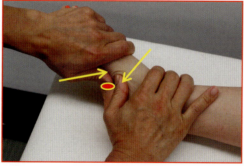

距舟関節，あるいは内側楔状舟状関節に痛みがあれば手技を加える

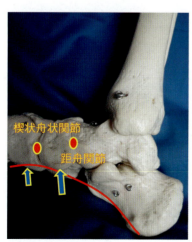

舟状骨，あるいは内側楔状骨を足背方向に向けて押し上げる

### Advice

扁平足は舟状骨の下方への"沈み"が認められる．もちろん，これは結果であって原因ではない．
ここでは対症療法としての処置を紹介している．
方法は距舟関節と第1舟状楔状関節に対してその拘縮除去，あるいは可動性の確保を目的に手技を行う．

### エキスパートの道
Road to Expert

扁平足では舟状骨の"沈み"がみられ，この肢位での距舟関節の硬さ（陳旧例で硬くなっている状態）の有無，あるいは緩みの有無を確認する．

後脛骨筋は，まず舟状骨粗面に停止するため，後脛骨筋の強化は舟状骨の"沈み"を予防することが期待でき，そのアプローチも必要となる．

足関節

## 扁平足の手技3（特に，筋力低下にともなう）長腓骨筋・後脛骨筋への介入

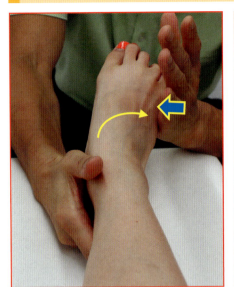

長腓骨筋のMMTを行い，必要に応じて筋力強化を行う

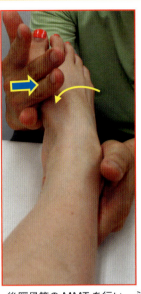

後脛骨筋のMMTを行い，必要に応じて筋力強化を行う

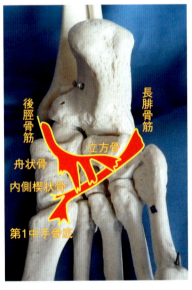

長腓骨筋と後脛骨筋は足底において交叉しており，結果として両筋の作用によって足根骨レベルを引き締めてアーチを高める，あるいは維持することができる

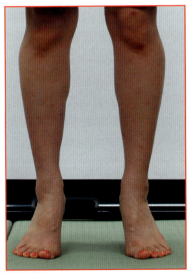

足関節の底屈時に外反運動を行わせる．立位で爪先立ちはアーチの保持・改善に有効である

### Advice

足根骨レベルでの横・縦アーチには長腓骨筋と後脛骨筋の収縮が必要となる．よって，両筋肉の筋力を確認の上，弱いと思われる筋に対して筋力強化を行う．

### エキスパートの道 Road to Expert

アーチの保持には骨構造，靱帯の作用，筋力等が関係する．特に筋として重要なものに後脛骨筋と長腓骨筋が挙げられる．両腱は解剖学的に足底で交叉しており（左図），両者を相互に引き合う（筋力を強化する）ことでアーチは引き上げられることになる．

## 外反母趾の手技1
## 中足骨（CM関節）への介入

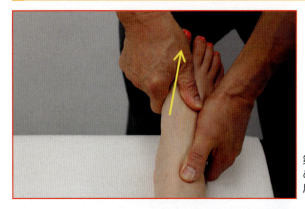

第1中足骨は内反・回外するため，まずは長軸牽引と同時に外反を行う

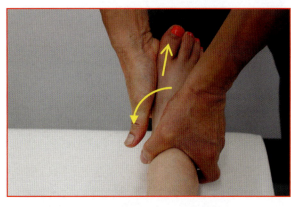

第1中足骨は内反・回外するため，回内方向（矢印）への可動性をつける

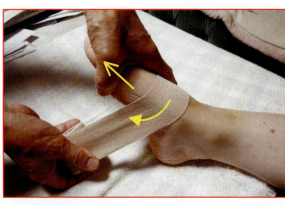

第1中足骨の回外を制限するために，回内方向にテープを張って歩行を行わせる

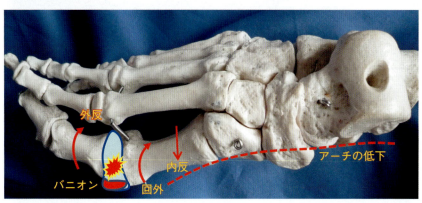

アーチの低下等が誘因となって第1中足骨は内反・回外し，筋バランスから第1基節骨は外反する．
MP関節の内側面に痛みを発症するため（バニオン），基本的には踵骨，舟状骨，内側楔状骨，第1中足骨等を含めたアライメントの修正や関節の可動性確保が重要となる

### Advice

外反母趾を発生させる土台として扁平足が挙げられる．通常，外反母趾は第一中足骨の内反・回外が生じて基節骨が外反する現象をいう．内側楔状骨と第一中足骨間の関節（CM関節）で中足骨の回内方向への回旋を行い正常な可動性を引き出す必要がある．
もちろん，足底板等の使用も効果的と言える．

### エキスパートの道
Road to Expert

外反母趾は下肢を含めた足部全体のアライメント異常の結果から生じたものと捉えるべきである．即ち，骨盤から股関節，膝関節と下腿を含めて下肢全体を観察することが重要である．その先に，下腿部から踵骨，足部に至る構造を把握しながら治療をすすめることが重要といえる．

足関節

## 外反母趾の手技 2
## 中足指節間関節（MP）への介入

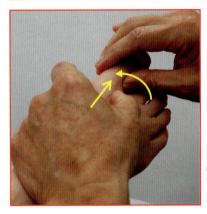

MP関節に対して基節骨を外転方向に滑らせる．制限のある方向に対して痛みを伴わない範囲で行う

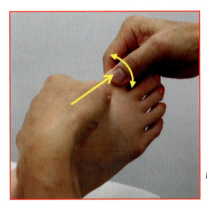

MP関節に対して屈曲・伸展方向にゆっくりと"滑り"を確保する目的で行う

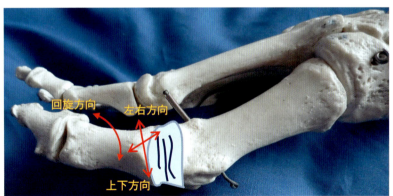

対症療法として，MP関節に対して左右方向（内転・外転），上下方向（屈曲・伸展），回旋方向（内旋・外旋）に正常な可動範囲を確保する．必要に応じて牽引を加えて行う

### Advice

外反母趾は土台となる中足骨の内転・回外が存在するため，基節骨は外反位で固定されることになる．
よって，第1中足骨に対する基節骨の内反可動性を高めながらその可動性を誘導する．
また，基節骨に回旋（内旋・外旋）を加えることで関節包に伸張刺激を加えることができる．

### エキスパートの道
Road to Expert

外反母趾では，MP関節での基節骨の外反の常態化による内転障害と，さらに屈曲・伸展・回旋の可動性が低下する．当然，荷重線を含めた下肢アライメントへの介入が基本であるが，局所での治療介入も必要となる．

# 頸椎

## 後頭骨―第1頸椎の手技
## 後頭骨―第1頸椎横突起間の機能異常への介入

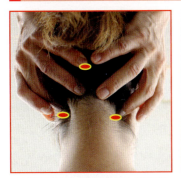

外後頭隆起と左右の第1頸椎横突起を触知する

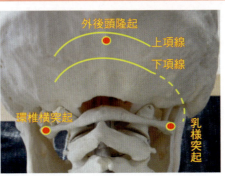

後頭骨と上位頸椎の解剖を示す

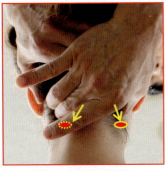

外後頭隆起の両脇で後頭骨を固定し，左右の第1頸椎横突起を前方に軽く押し込む

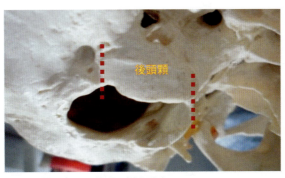

後頭骨後頭顆の関節面の幅を示す

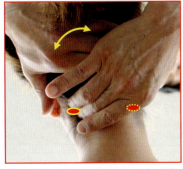

後頭骨を固定したままで，左右の第1頸椎横突起に対して回旋を加える

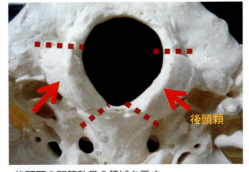

後頭顆の関節軟骨の領域を示す

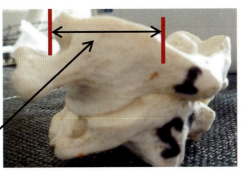

環椎の上関節面（関節窩）の幅

後頭骨の後頭顆と環椎の上関節面が関節する

## Advice

後頭骨と第1頸椎間の動きの改善を目的とする．後頭骨と第1頸椎（環椎）横突起を把持して両者間の可動性の確保と小後頭直筋，上頭斜筋のストレッチが目的となる．
本手技は後頭部痛，めまい等に用いられるが，手技の前に必ず"椎骨動脈テスト"を行って異常のないことを確認しておく必要がある．第1頸椎横突起は乳様突起の約1横指直下で骨隆起として触知できる．

## エキスパートの道
### Road to Expert

　頸椎の手技を行うに当たっての注意点は，潜在性に椎骨動脈狭窄等があって介入時に"めまい"を発症することである．予防策として"椎骨動脈テスト"を行って眩暈や気分の変化（不定愁訴等）がみられないことを確認しておく．後頭骨と第1頸椎間にはインナーマッスルとしての小後頭直筋，上頭斜筋があり頭部から頸部の動きをコントロールしている．本手技は小後頭直筋，上頭斜筋に対する伸張も含まれる．

# 頸椎

## 第1・第2頸椎の手技
## 第1頸椎横突起―第2頸椎棘突起間の機能異常への介入

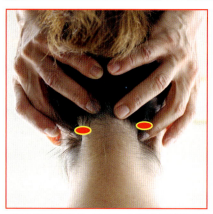
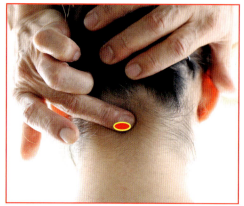

第1頸椎横突起（左図）と第2頸椎棘突起（右図）を触知する

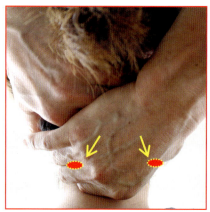
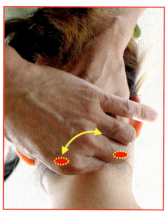

第2頸椎棘突起を固定して第1頸椎横突起を前方に押し込む

第2頸椎棘突起を固定して第1頸椎横突起に側屈と相対的回旋を加える

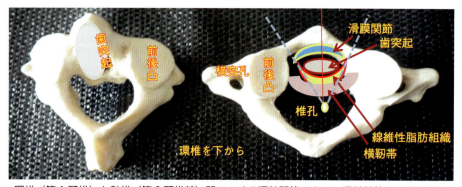

環椎（第1頸椎）と軸椎（第2頸椎棘）間でつくる環軸関節である．環軸関節には正中環軸関節と外側環軸関節があり，前者は歯突起で構成されている

## Advice

第1頸椎と第2頸椎間の可動性確保と下頭斜筋の伸張を目的とする．
第1頸椎横突起と第2頸椎棘突起間を把持できるかどうかがポイントと言える．第2頸椎棘突起は，外後頭隆起から指を下方にすべらせた時に，最初に触れる骨隆起である（第1頸椎棘突起は触れることができないため）．

## エキスパートの道 Road to Expert

第1頸椎と第2頸椎間には下頭斜筋があって，環軸関節における環椎の回旋に関わっている．本手技は下頭斜筋に対する伸張や筋収縮能の確保が目的となる．

# 後頭骨―第2頸椎の手技
## 後頭骨―第2頸椎棘突起間の機能異常への介入

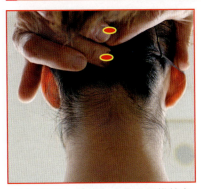

外後頭隆起(上部)と第2頸椎棘突起(下部)を触知する

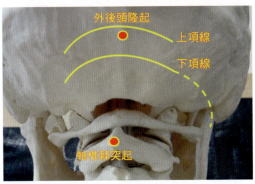

後頭骨と第2頸椎棘突起の解剖を示す

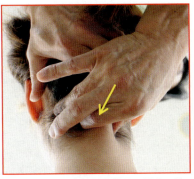

外後頭隆起の両脇で後頭骨を固定，第2頸椎棘突起の両側を挟んで前方に押し込む

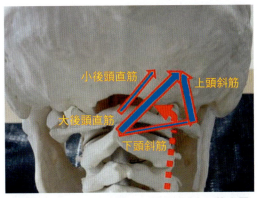

後頭骨から指を頸椎に向けて滑らせると，第2頸椎棘突起が最初に触知できる．外後頭隆起と第2頸椎棘突起の触知は特に重要である．
この間には後頭下筋群(図の4つの筋)があり，インナーマッスルとして後頭骨と上位頸椎間の微妙な調整を行っている．また横突孔には椎骨動脈が垂直に通過している(赤点線)

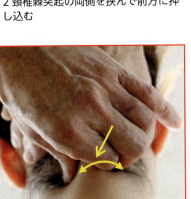

後頭骨を固定しながら，第2頸椎棘突起に回旋を加える

## Advice

後頭骨と第2頸椎間の可動性確保と大後頭直筋の伸張を目的とする．
後頭骨と第2頸椎棘突起間に屈伸・内外転・回旋を加える．

## エキスパートの道
### Road to Expert

　頸椎の機能は上位頸椎と下位頸椎で全く異なっており，治療にあたっては区分けして行う．上位頸椎には後頭骨との間で機能する第1頸椎，第2頸椎があり，特に後頭下筋群(4つ)の緊張は頭痛や後頸部の違和感をもたらすなど様々な症状と関係する．

　後頭骨と第2頸椎間には大後頭直筋があってこの間の動きをコントロールしている．本手技は大後頭直筋に対する伸張も目的となる．

# 頸椎

## 下部頸椎（第3～7頸椎）の手技（特に，椎間関節機能異常）各椎間関節への介入

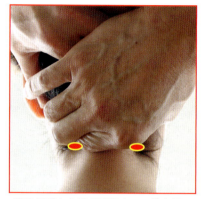

第3頸椎から第7頸椎までの横突起，椎弓を触知する

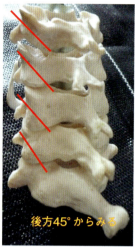

下位頸椎（第3頸椎から第7頸椎まで）の椎間関節の傾きが重要である．また，椎弓を触知する必要がある．ちなみに，椎間関節は水平面に対して45°の傾きをもつ

後方45°からみる

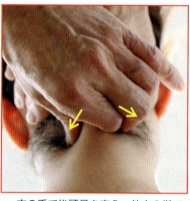

一方の手で後頭骨を支え，他方の指で椎弓を押さえて前方に押し挙げて椎間関節の可動性を誘導する

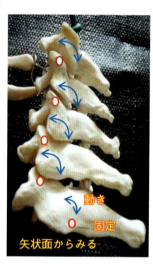

第3頸椎から第7頸椎は頭部の伸展・側屈時に同側に回旋する連動した動きを伴う

動き / 固定 / 矢状面からみる

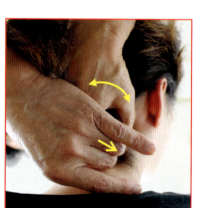

後頭骨をもって側屈し頭部を下方に落とすと同時に椎弓を前方に押し込んで椎間関節の可動性を誘導する

### Advice

下位頸椎に位置する第3～7頸椎椎間関節の可動性確保と周囲の軟部組織の伸張性を高める目的で行われる．指を棘突起から側方に滑らせて椎弓を探り，ここに母指をあてる．他方の手は後頭骨をしっかりと保持して頭部を屈曲・内外転・回旋させることで椎間関節の滑りを誘導する．

### エキスパートの道 Road to Expert

頸椎の椎間関節は前額面上で水平面に対して45°の傾斜角をもつ．よって，椎間関節の手技は45°を目安に滑らせるとよい．

頸椎の椎間関節は側屈と同時に，順次同側に滑っていく．よって，手技としては他動的側屈を行いながら同側に回旋を加えて椎間関節を滑らせることになる．

## 第3～6頸椎・全頸椎の手技（筋短縮にともなう）前斜角筋（C4～6），中斜角筋（C2～7）へのストレッチ介入

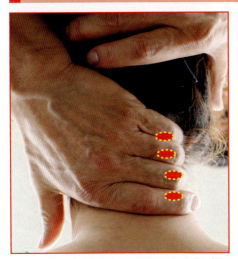

前斜角筋への介入として，頸椎の横突起（前結節）を触知する

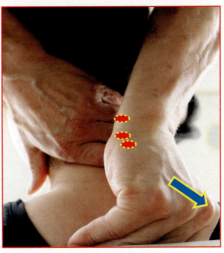

第1肋骨を固定してC4～6横突起（前結節）に指をおき，第1肋骨を下方に引き下げる

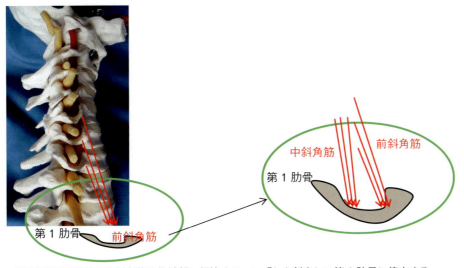

前斜角筋は前結節に中斜角筋は後結部に起始する．いずれも斜走して第1肋骨に停止する

### Advice

前斜角筋のストレッチは，前結節（C4，5，6）に指を当て，第1肋骨に母指を当てて前斜角筋の走行方向に向けてゆっくりと第1肋骨を引き下げる．中斜角筋（C2～7）も同様の操作を行えばよい．第1肋骨への圧迫は非常に痛がるため，母指全体をソフトに当てて力を抜かせながら行うと良い．

### エキスパートの道 Road to Expert

前斜角筋は下部頸椎横突起前結節，中斜角筋は全頸椎横突起後結節を起始として第1肋骨に付く．頸部の後方より横突起に指を滑らせながら前結節の触知を意識する．また，圧痛があればその部分の筋膜伸張を行う．あるいはC4，5，6横突起を押さえて固定した状態で前方より第1肋骨を下方に引き下げる手技を加えると良い．

# 頸椎

## 第5～7頸椎・全頸椎の手技（筋短縮にともなう）後斜角筋（C5～7）へのストレッチ介入

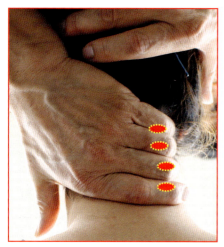

斜角筋への介入として，頸椎の横突起（後結節）を触知する

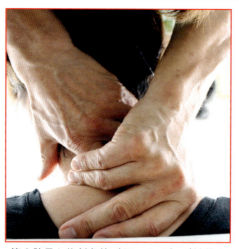

第2肋骨と後斜角筋（C5, 6, 7）が付着する横突起後結節に指をあて，この間でストレッチを行う

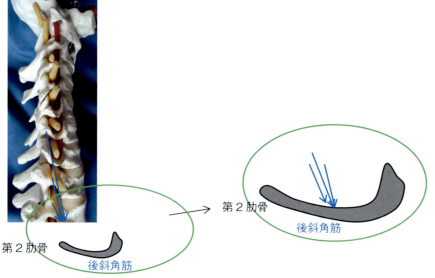

後斜角筋は後結節に起始し，第2肋骨に停止する

### Advice

筋ストレッチは，背側から第2肋骨を固定し（第1肋骨を押さえる中で），他方の手で下部（C5～7）の頸椎横突起後結節に指を当てて伸張方向に牽引する．後斜角筋（C5～7）の位置を知って操作することである．

### エキスパートの道 Road to Expert

後斜角筋は頸部側方より横突起に向けて指を滑らせて触知する．圧痛を目安としてその部分の筋膜伸張を行うとよい．

## 第1～4頸椎の手技（筋短縮にともなう）肩甲挙筋への介入

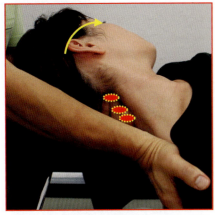

第1～4頸椎横突起を指先で触知し，他方の手は肩甲骨上から下外方に向けておく

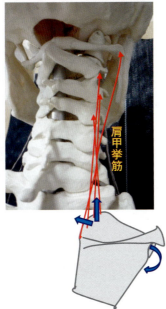

肩甲挙筋は第1～4頸椎横突起から肩甲骨上角に停止する．肩甲骨を挙上・内転・下方回旋させる

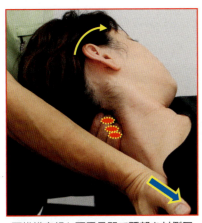

頸椎横突起と肩甲骨間で頭部を対側回旋して肩甲骨を下方に押し下げる

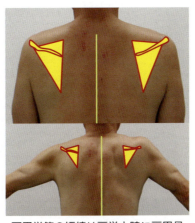

肩甲挙筋の短縮は肩挙上時に肩甲骨を下方回旋させ，肩甲上腕リズムに機能異常を生じさせる

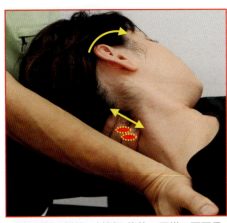

頸椎を軽く側屈・対側回旋位で同様に肩甲骨を下外方に押し下げる．さらに筋膜伸張を加えるとよい

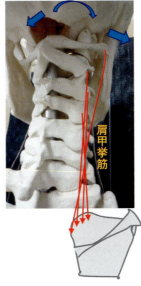

肩甲挙筋のもう一つの作用は，肩甲骨を固定した場合，頭部は伸展して頭部は同側に側屈・回旋する

### Advice

肩甲挙筋の伸張には肩甲骨を直接押し下げる場合と頸椎自体に牽引力を加える場合がある．

初心者では，頸椎をストレッチ肢位に安定させてから肩甲骨に対して操作を加える方が安全である．

慣れてくるとC1～4横突起を介して対側側屈や対側回旋を加えることになる．肩甲挙筋のストレッチは第1～4頸椎の可動性を確保する狙いがある．

### エキスパートの道 Road to Expert

肩甲挙筋は上部頸椎の4つの横突起に付着しており，頸椎に及ぼす影響は無視できない．特に，C1横突起は触知しやすく，この部分の圧痛は肩甲挙筋の明確な反応として確認できる．さらに直下のC2, 3, 4横突起を触知しながら肩甲挙筋の全体像を把握した上で治療することが重要である．

# 胸椎

## 肋椎関節の手技1（特に，肋骨頭関節，肋横突関節にともなう）上部胸椎への介入

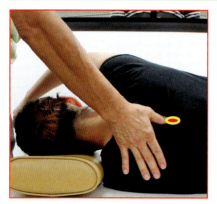

上部胸椎の肋骨は吸気時，または肩関節挙上時に上下に動く（胸郭は前後径が増大する）

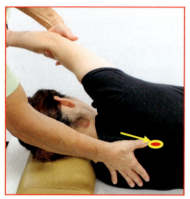

吸気と同時に肋骨頭を下方にスライドさせる

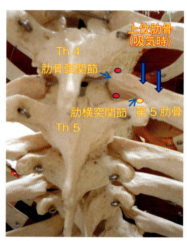

肋椎関節は肋骨頭関節と肋横突関節からなり，肋骨頭関節は上下2つの椎体と関節をなし（赤○），肋横突関節は横突起との間で関節を形成している（黄色○）．いずれも強靭な靭帯で固定されており，関節の動きは制限されている

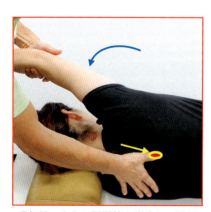

吸気時，さらに肩関節を挙上して肋骨頭を下方に引き下げても良い

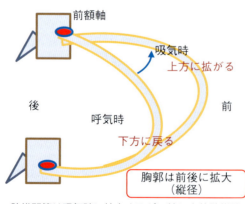

肋椎関節は吸気時に拡大するが，特に上位肋椎関節は吸気時に胸郭の前後径を増大させる方向に動く．
即ち，肋椎関節では肋骨頭は下方に滑ることになる

## Advice

上部胸椎（第1肋骨から第7肋骨あたりをいう）では肋骨の動きは前額軸での回旋が生じており，肋骨の椎体寄りで肋骨頭関節，肋横突関節に対して下方に滑らせる動きを加える．
単に肋椎関節で肋骨頭を下方に押し込むだけでは十分な可動性は得られない．できれば，吸気時に行う，あるいは上肢を挙上しながら行うなど，体幹の動きを利用して手技を加えるとよい．

## エキスパートの道 Road to Expert

　胸椎の椎間関節は水平面に対して約60°の傾斜角を有しており，その可動性は大きいと思われるが，肋椎関節が上下の2椎体間で肋骨頭と関節を形成しており，さらに胸椎横突起でも肋横突関節を構築している．このように2か所で関節が構築されている点から判断して，その動きはかなり制限されることになる．しかし，吸気時の肋椎関節の動きは無視できず呼吸時の痛み発生にも関わることから，動きの方向を理解して手技を行うことが必要といえる．

## 肋椎関節の手技2　下部胸椎への介入

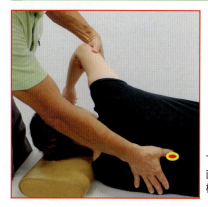

下部胸椎での肋骨の動きは吸気時に垂直軸で水平面上の回転をする（胸郭の横径が増大することを意味する）

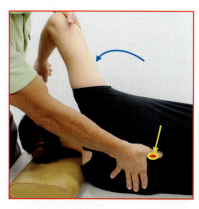

下部肋骨は吸気と同時に肋骨頭を内方（棘突起の方）にスライドさせる

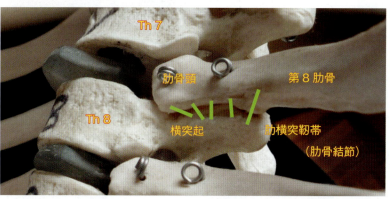

下位肋椎関節も吸気時に拡大するが，その動きは上位肋椎関節と異なって，横径を増大させる方向に動く．即ち，肋椎関節は垂直軸の周りを正中線（棘突起）に近づくような回転が生じている

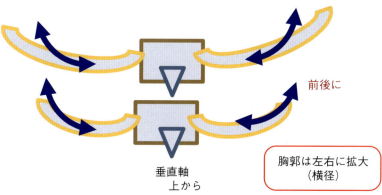

吸気時に下位胸椎における肋骨の動きは水平面上で回転する．即ち，胸郭の横径が増大することになる

### Advice

下部胸椎（第8，9胸椎以下を目安）では肋骨の動きは垂直軸での回旋が生じており，肋骨の椎体寄りで肋骨頭関節，肋横突関節に対して肋骨頭を脊柱方向に向けて滑りを加える（押し込む）．

吸気時以外にも，体幹に回旋を加えながら行う方法もある．

### エキスパートの道　Road to Expert

呼気，吸気時に下位肋骨は横径を拡大する方向に動いている．肋骨頭を触知して正常時の動きを知っておくことが重要である．

実際は脊柱起立筋の筋厚により肋骨頭の触知は困難なため，できるだけ肋骨の中枢端寄りを圧するようにする．

# 腰部

## 腰痛の手技 1
### 椎間関節への介入①

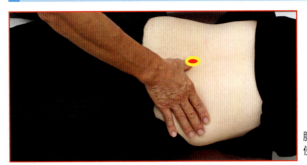

腹臥位（腰椎下部にクッション使用）で棘突起を順次触知する

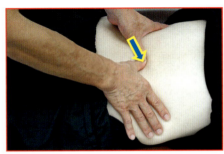

棘突起を後方から前方にゆっくりと押す（P-A test）．一定の可動性があるか確認し，必要に応じて前下方に向けて押し込む

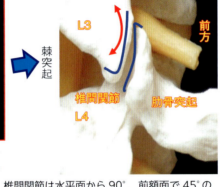

椎間関節は水平面から 90°，前額面で 45°の傾斜角を有している点を考慮して手技を行う

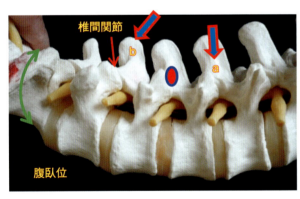

椎間関節の下方への可動性（a）をみるが，椎間関節に滑りを促す場合は前下方（b）に向ける方がよい

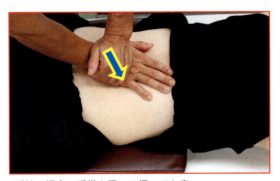

手技の場合，手掌を用いて行っても良い

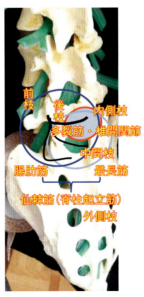

椎間関節の神経支配は脊髄神経後枝内側枝である

### Advice

腰椎椎間関節の可動性は，P-A テストで確認できる．可動性の少ない箇所を特定した上で棘突起を介して手技を加えるとよい．
可動性の少ない部位は椎間関節の滑り障害，あるいは前縦靭帯の伸張性低下などが疑われる．

### エキスパートの道
Road to Expert

P-A テスト時には joint play を感じながら痛みとの関連性を調べ，また，椎間関節の動き以外に多裂筋等の筋緊張状態を確認しておく．

側臥位で股関節 45°屈曲位として，一方の手を棘突起に，他方の手を膝（大腿部）をもってゆっくりと股関節に向けて押し込み，椎間関節に痛みが見られれば椎間関節炎等を考慮する．

## 腰痛の手技 2
## 椎間関節への介入 ②

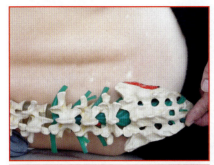

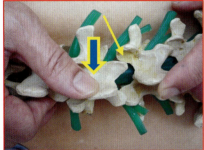

腰椎椎間関節の向きを確認する（図の右側には殿部が位置する）

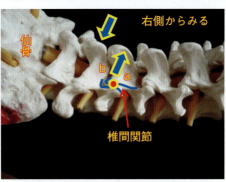

椎間関節の離開を行う場合，関節面の向きを知らなければならない．すなわち，上位腰椎棘突起aの対側に，下位腰椎棘突起bを手前に引くことで椎間関節の離開が得られる

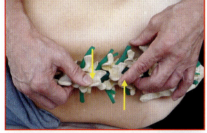

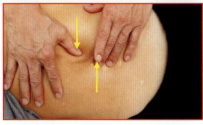

右椎間関節の離開（腰椎中間位）を行う．上位棘突起の上方，下位棘突起の下方に指を当てて手技を行う

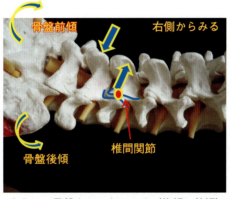

さらに，骨盤をコントロール（後傾・前傾）しながら同様の方法で椎間関節を離開させる

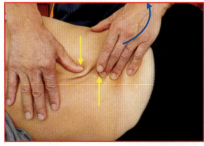

上位棘突起を下方に，下位棘突起を上方に向けて剪断力を加え，同時に骨盤に回旋を加えることもある

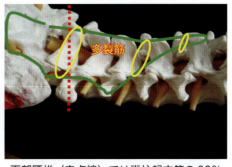

下部腰椎（赤点線）では脊柱起立筋の80%を多裂筋が占める

### Advice

可動性の少ない椎間関節に対して，側臥位で上位棘突起を下方に，下位棘突起を上方に向けて剪断力を働かせて椎間関節間を離開する．

### エキスパートの道

椎間関節の神経支配は脊髄神経後枝内側枝であって，多裂筋と同じである．椎間関節の機能改善は多裂筋に対しても良い影響を及ぼし，例えば，筋内圧の減少，反射性筋スパズムの寛解などに繋がることがある．"椎間関節"⇔"多裂筋の相互関係を理解すると良い．

# 腰痛の手技 3
## 骨盤操作による椎間関節への介入

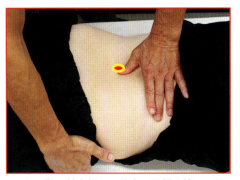

一方の指で棘突起を，他方で骨盤を持つ．骨盤に前傾，後傾を加えながら椎間関節の離開と圧迫を行う

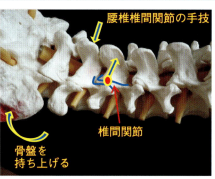

椎間関節の離開を行う場合，骨盤を前傾，あるいは後傾，さらに回旋を加えながら行うことがある

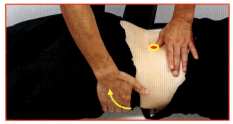

棘突起を固定して骨盤を回旋しながら椎間関節の離開と圧迫を行う

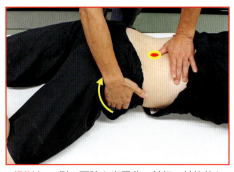

（別法）一側の下肢を半屈曲・外転・外旋位として同様に骨盤を回旋しながら椎間関節に手技を加える

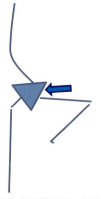

（別法）骨盤を股関節屈曲・外転外旋位で安定させておき，骨盤を回旋させながら椎間関節に手技を加える

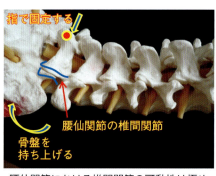

腰仙関節における椎間関節の可動性は極めて重要であり，第5腰椎棘突起の左右いずれかを固定し，骨盤を介して椎間関節の離開を行う

## Advice

前ページ（椎間関節への介入②）を行った後，骨盤に回旋を加えながら椎間関節に剪断力を加える方法である．

側臥位で行う場合は，必要に応じて，腰椎の前弯肢位（主に上位腰椎に対して），あるいは後弯肢位（主に下位腰椎に対して）で同様の手技を加える．

腰仙関節の椎間関節への手技は第5腰椎棘突起を固定し骨盤を回旋する．さらに骨盤に前傾・後傾を加えながら回旋を加える．（腰仙関節の椎間関節の可動性確保は腰部の症状を軽減する上で重要と考えている）

## エキスパートの道 Road to Expert

骨盤も併せて操作することで，多裂筋（起始：S4に至る仙骨後面・上後腸骨棘（PSIS）・後仙腸靱帯・乳様突起・全腰椎間関節包）の伸張も可能となる．

## 腰痛の手技 4
### 前縦靭帯短縮（後弯）除去と椎間板への介入

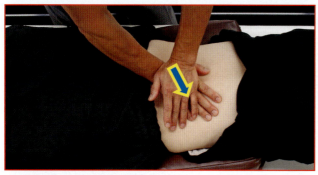

腰椎後弯に対して腰部の下部にクッションを挿入しゆっくりと前上方に向けて押し込む（図：下部腰椎）

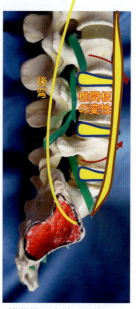

椎間板の変性は腰椎の後弯を助長する．加えて，椎体前方にある前縦靭帯に短縮，拘縮や骨化が生じて後弯は固定化される

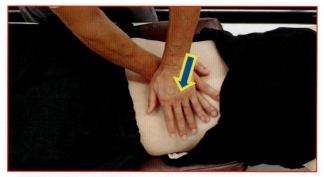

腰椎後弯に対して腰部の下方にクッションを挿入しゆっくりと前下方に押し込む（写真：上部腰椎）

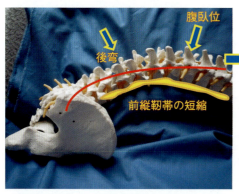

椎間板変性からくる腰椎後弯は加齢とともに生じる．腰痛予防としては，可能な範囲で後弯を遅らせることが重要である

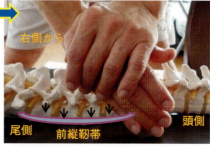

急激な操作は痛みの発生要因となる．ゆっくりと沈み具合（エンドフィール）を確認しながら行う

### Advice

後弯した腰椎に対して，腹臥位，あるいは側臥位で軽く腰椎前弯を誘導する．必要に応じて骨盤に回旋を加えて前縦靭帯の伸張を行う．

### エキスパートの道 Road to Expert

腰椎後弯が継続されると椎体前方にある前縦靭帯，関節包等が短縮して後弯の固定化につながる．さらに，後弯は腹直筋鞘の前葉，後葉を短縮させ，ひいては内・外腹斜筋に伸張性低下をもたらす．日頃から腹部全体を伸展する運動が必要である．

腰部

## 腰痛の手技 5
## 椎間板内圧除去を目的に生理的前弯確保への介入

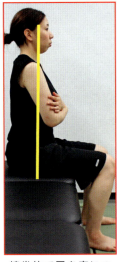

椅坐位で足を床につけ，胸の前で手を組んだ状態で体幹を真っ直ぐに保つ

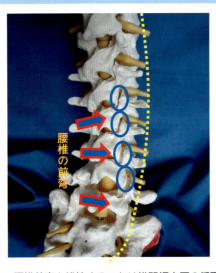

腰椎前弯を維持することは椎間板内圧の低下や椎間関節（青○）の適合性を増大させる．また，多裂筋，内外腹斜筋，胸腰筋膜等の収縮を促し，腰部・骨盤に対する腰椎前弯機能性を高める結果となる（浜西，竹内）．このような自動運動は重要である

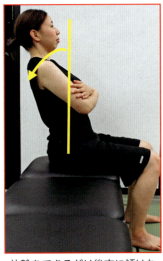

体幹をできるだけ後方に傾けながらその姿勢を維持する

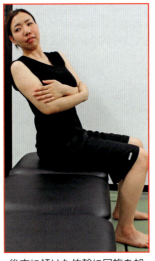

後方に傾けた体幹に回旋を加える（腰痛を訴える場合は避ける）

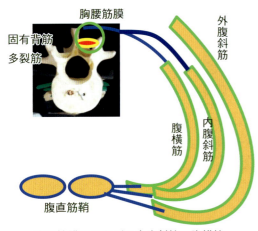

腹横筋，内腹斜筋は後部で胸腰筋膜と連結している．一方，前方では外腹斜筋を含めて腹直筋鞘に入り込む．よって，これらの筋は腹圧の増加や椎体の安定性確保にとって重要と言える

胸腰筋膜につながる内腹斜筋，腹横筋
出典：寺田春水ら「解剖実習の手引き改訂11版」

### Advice

SLRの制限が強いケースでは骨盤の後傾から腰椎後弯が生じやすくなる．よって，他動的SLRによる可動域の確保が必要である．また，腸腰筋の遠心性収縮を活性化させる方法として，座位で体幹を後方に倒す運動が用いられる（浜西，竹内）．さらに，骨盤を前傾した肢位で（特に，腰仙関節）股関節の屈曲自動運動を行わせると良い（後述：腸腰筋への介入）．

### エキスパートの道
Road to Expert

＊腰椎前弯消失からくる椎間板内圧への影響として，座位で内圧1.5倍，立位前屈で約2.0倍となる．
＊SLRの効果：①該当筋の伸張，②腰椎の前弯可動性確保，③坐骨神経の殿部内滑走の補助，④仙腸関節での前傾確保等が挙げられる．
＊骨盤の前傾・腰椎前弯の意義：①椎間関節がクローズする肢位であり，多裂筋を含めて腰椎の支持性が高まる．②側方の安定性が高まり中殿筋がより効果的に作用できる．③大殿筋の収縮効果を高める．④骨盤の回旋作用が高まり，下肢筋のモーメントアームが効率よくなる．⑤股関節の骨頭被覆が高まり股関節の屈曲角が増大する．⑥腹筋の収縮効率が高まり腸腰筋の収縮能が有利に働く．

## 腰痛の手技6（特に，初期腰椎後弯にともなう）腰痛後弯可動性への介入

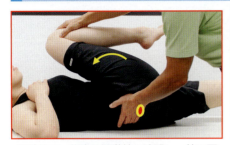

仰臥位で，後弯の可動性を確認し，特に可動性の少ない部位を調べる．
（Lumbar hip knee syndrome）

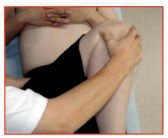

PLF test（posterior lumbar flexibility）により腰椎の後弯可動性を確認する

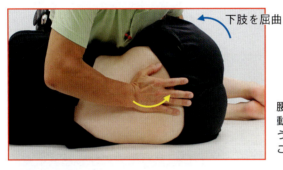

腰椎後弯を拡げるために後弯可動性の低い部位に後弯誘導を行う．この場合，下肢を屈曲することで操作は容易になる

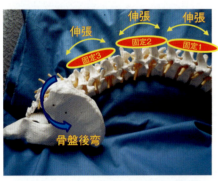

後弯可動性の低い箇所に対し，骨盤後傾を介して腰椎の後弯を誘導する．図のように，さまざまな部位を固定して後弯を誘導するとよい

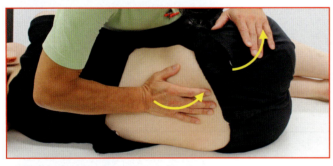

腰椎後弯で骨盤の後傾と同時に回旋を加えて腰椎後弯のストレッチを強化する

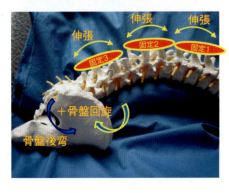

後弯可動性の低い箇所に対し，骨盤後傾と回旋を併用しながら腰椎の後方を伸張する

### Advice

腰椎は加齢とともに前弯から後弯に変化するため，まずは腰椎前弯を可及的維持できるような手技に重点を置く方が良い．一方，腰椎後弯の可動性の低下も問題があり，後弯の可動性確保に向けた手技は腰痛予防に大切である．方法として，側臥位で椎体棘突起を固定（圧迫）してその肢位で骨盤後傾を行いながら腰椎後方構成体をストレッチする．または椎間関節の可動性を引き出すことである．

### エキスパートの道 Road to Expert

腰椎の変形性後弯（lumbar degeneration kyphosis）による椎間板内圧・筋内圧の上昇が考えられ，これは痛みの原因になり得る．加齢とともに生じる腰椎後弯の固定化を極力遅らせる方向で手技を加えると良い．腰椎の後弯は結果的に腹部周囲の筋に筋萎縮や阻血による知覚過敏をもたらして筋膜の伸張性を低下させ，その緊張が発痛要因となる．筋膜への低強度の圧迫・伸張を加えると良く，後弯は様々な病態（椎間関節の変性と狭小化，前縦靭帯等の椎体前方構成体の短縮）の温床となる．

# 腰部

## 腰痛の手技 7（特に，筋力低下にともなう）多裂筋，内・外腹斜筋，腹横筋力低下への介入

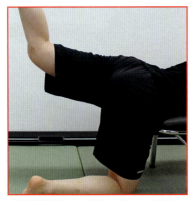

多裂筋は体幹を伸展，あるいは図のような肢位で下肢を伸展する

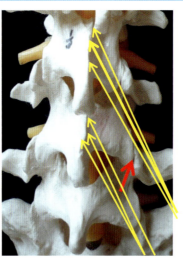

多裂筋は横突棘筋（半棘筋，多裂筋，回旋筋）の一つで横突起から 2〜3 上の椎体棘突起に停止する．腰椎を回旋し伸展する作用がある

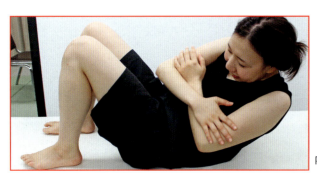

内・外腹斜筋の筋力強化を行う

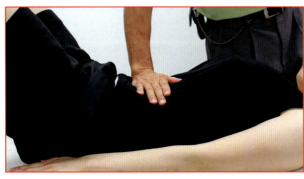

腹横筋は息を吸い込んでお腹を大きく引っ込める動作を行う

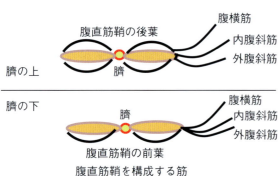

腹直筋鞘を構成する筋
出典：寺田春水ら「解剖実習の手引き改訂11版」

### Advice

体幹に関わるインナーマッスルとして，あるいは腰椎安定筋，腹圧に影響する筋として内腹斜筋，腹横筋，後方では多裂筋がある．
多裂筋はL4, 5レベルで脊柱起立筋の厚みの約80％を占めており，姿勢保持（腰椎前弯位）と腰椎のコントロールに大きな役割をもつ．
外腹斜筋は鼠径靭帯に線維を送るため，伸張性低下は鼠径靭帯の伸張性低下を招く．

### エキスパートの道 Road to Expert

腰痛と体幹周囲筋のスクリーニング
1. 骨盤のインフレア（両上前腸骨棘を正中線に近づける）で痛みが軽減（例：骨盤帯を後ろから前に向けて巻く）▶ 腹横筋，内・外腹斜筋を強化する
2. 骨盤のアウトフレア（上後腸骨棘を近づける）で痛みが軽減（例：骨盤帯を前から後ろに向けて巻く）▶ 多裂筋の強化と後仙腸靭帯の支持性を高める

## 腰痛の手技8（特に，体幹側屈筋にともなう）腰方形筋への介入

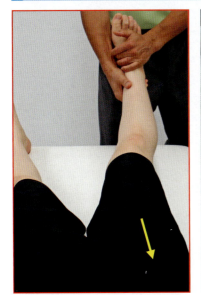

骨盤を引き上げる方向を自覚させる

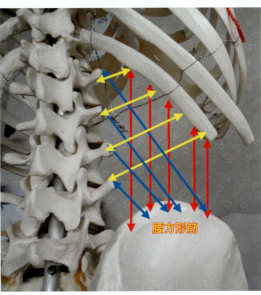

腰方形筋は腸骨稜と下部肋骨（第12肋骨），さらに腰椎横突起，椎体・椎間板の側面に位置する筋である

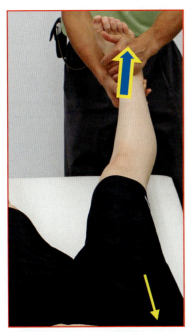

術者は足首をもって骨盤引上げと同時に足部を下方に引いて抵抗を加える

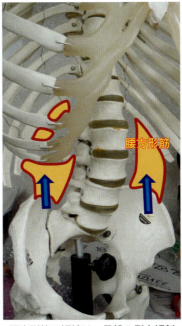

腰方形筋の短縮は，骨盤の側方傾斜あるいは腰椎の回旋可動性を低下，または腰椎のアライメントを変化させて慢性腰痛の原因となり得る

### Advice

陳旧例では腰方形筋に萎縮や短縮が発生していることが多い．また，立位で体幹の側屈や回旋がみられることがあり，腰方形筋の筋力に左右差が判断できれば筋の再教育を行う．

### エキスパートの道 Road to Expert

腰方形筋は腸骨稜から腰椎横突起，椎体・椎間板の側面と下位肋骨に付着している筋であり，椎体の側屈・回旋と体幹の支持性に影響を与えている．すなわち，骨盤の側方安定性を担っていると言える．腰方形筋の一側での短縮は前額面で骨盤を傾斜させ，さらに腰椎の回旋を阻害することから歩容に影響を与える．

# 腰部

## 腰痛の手技9（特に，股関節屈筋短縮にともなう）腸腰筋への介入

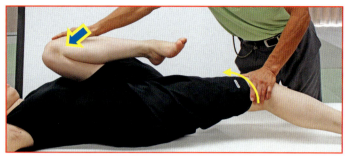

腸腰筋のストレッチは，患肢を伸展・内旋位にして保持し，他方の股関節をゆっくりと屈曲していく

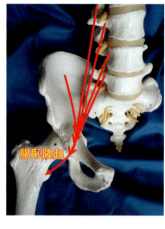

大・小腰筋は第12胸椎〜第4腰椎の椎体，椎間板，肋骨突起から起始し，腸骨窩から起始する腸骨筋と合流して共同腱となって腸恥隆起で急激に方向を変えて小転子に付着する

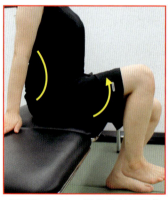

腸腰筋の正しい強化法は腰椎伸展位で股関節屈曲を行わせることである

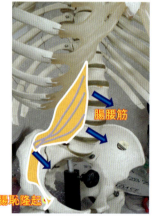

腸腰筋の収縮は骨盤前傾と腰椎前弯を生じさせる．一方，股関節に対しては屈曲・内転・外旋作用がある．
筋短縮による影響と，筋力低下から生じる影響を分けて考える必要がある

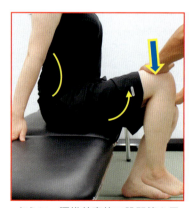

さらに，腰椎前弯位で股関節を屈曲し，それに抵抗を加えるとより効果的である

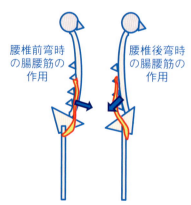

腸腰筋は腰椎前弯位が保たれている状況下では腰椎を前弯させる．一方，腰椎後弯が固定化されると腰椎後弯に働くことになり，治療上は推奨できない

### Advice

腰痛者には腸腰筋の短縮，あるいは筋力低下がみられている．
腰椎後弯が固定化すると腸腰筋は後弯を助長する方向に優先的に作用する．
よって，腸腰筋強化は腰椎前弯を可能な限り維持しながら行うように指示しなければならない．この考え方は腰痛の進行を遅らせると同時に腰痛予防にとって重要と考えている．

### エキスパートの道 Road to Expert

腸腰筋の短縮テスト（トーマステスト：Thomas test）で左右差を調べ，さらに筋力テストで筋力の状態を確認する．股関節屈曲位は腸腰筋の短縮をもたらし，長期にわたると股関節構成体に及んで股関節の屈曲拘縮を発生させる．

腸腰筋は腰椎を安定させるが，腰椎後弯位での使用は腰椎後弯を固定化させる．よって，中高齢者ではなるべく腰椎伸展位から前弯位で股関節の屈曲運動を指導しなければならない．

## 腰痛の手技 10（特に，骨盤の傾斜にともなう）骨盤（inflare）への介入

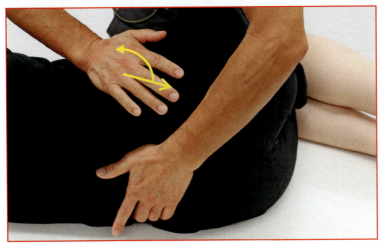

若年者では骨盤後傾でインフレアが生じる．この場合は骨盤後傾を誘導する．高齢者では骨盤後傾でアウトフレアが生じる．この場合は可能な範囲で骨盤を前傾するとよい

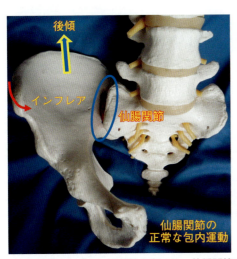
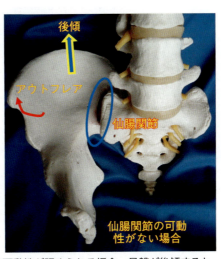

仙腸関節はわずかに可動性を有する．仙腸関節に可動性が認められる場合，骨盤が後傾するとASISは内方に向かう（インフレア）．一方，加齢によって仙腸関節が癒合した場合，後傾と同時にASISは外方に向かう（アウトフレア）

### Advice

仙腸関節は前方に滑膜性関節を有しており，わずかな可動性が確保されている．しかし，強力な骨間仙腸靱帯，前・後仙腸靱帯によってその動きはかなり制限されている．

仙骨の前傾・後傾は約3°といわれている．

### エキスパートの道 Road to Expert

高齢者では仙腸関節の可動性が消失するため，骨盤後傾と同時にアウトフレアが生じると考えられる．

よって，高齢者では仙腸関節へのアプローチは意味がなく，骨盤の操作に重点をおくことになる．

参考までに，高齢者の骨盤〜上肢の影響について説明を加えると，骨盤後傾は円背を生じて肩甲骨は外転位となり，肩甲骨の下方回旋を生じさせることから，肩関節の挙上角は減少することになる（肩関節への影響）．

腰部

## 腰痛の手技 11
## 腰仙関節（腰椎-仙椎間関節）への介入

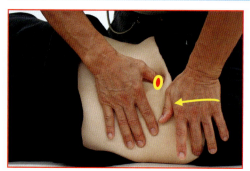

仙骨上縁と第5腰椎間（腰仙関節）を触知する

第5腰椎棘突起の側面辺りを固定して骨盤と共に仙骨上縁を下前方に押し込む（ニューテーション）

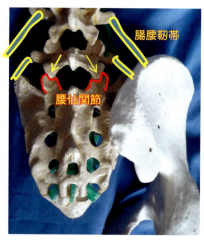

腰仙関節は腰椎における伸展・屈曲の可動性に大きく関わる．腰椎の屈曲伸展時に腰仙関節は全可動域の75％を占める

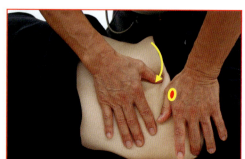

一方の手で仙骨を固定し，他方の母指で第5腰椎棘突起の側面を下方に押し下げて腰仙関節における第5腰椎椎体の回旋を誘導する

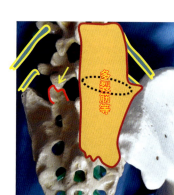

L4〜5レベルでは多裂筋の占める割合は80％となる．多裂筋は腰仙関節を支持・安定させる最も重要な筋といえる

### Advice

腰仙関節の可動性低下は腰椎の屈曲・伸展や馬尾神経の伸張性低下に大きな影響を及ぼす．
側臥位で，第五腰椎棘突起を固定して仙骨，あるいは骨盤を屈伸方向に動かす必要があり，必要に応じて骨盤に回旋を加えることもある．

### エキスパートの道
Road to Expert

　腸骨上縁から第4，5腰椎横突起に向かう腸腰靱帯は下部腰椎の可動性を抑制している．腰椎骨盤間の屈曲伸展の動きの多くは腰仙関節に依存しており，腰仙関節の動きをいかに維持・回復させるかが，腰椎の後弯を遅らせて腰痛を予防するポイントといえる．

　馬尾神経の滑走異常は股関節屈曲拘縮や腰椎後弯と関連性が強いことから，馬尾神経の伸張性に影響を及ぼす腰仙関節の可動性確保は，特に重要と考えている．

## 腰痛の手技 12（特に，足関節底屈筋の弱化にともなう）足関節底屈筋への介入

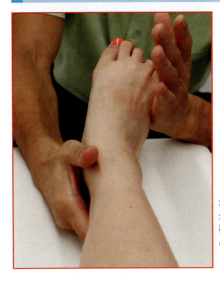

長腓骨筋の MMT を示す
長腓骨筋を含めた足関節の底屈に作用する筋の萎縮は，足関節→膝関節→股関節→骨盤→腰椎の機能に影響をおよぼして腰痛発生の一因となり得る

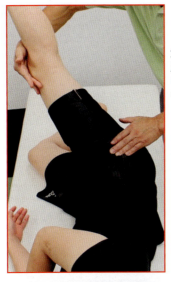

大腿筋膜張筋の MMT を示す
足部から筋萎縮の影響は膝関節に不安定性を生じ，大腿筋膜張筋の機能不全（筋力低下，短縮）を介して腰痛発生の一因となり得る

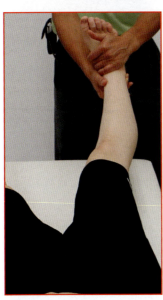

腰方形筋等の MMT を示す

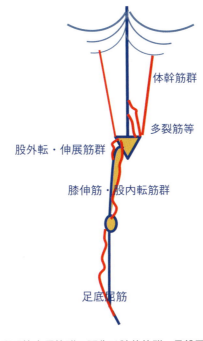

足関節底屈筋群の弱化は膝伸筋群，骨盤周囲筋群，さらに腰椎支持筋群の弱化を引き起こして腰椎の安定性を低下させる．
結果として，腰部のインバランスにより腰痛を発生させることが考えられる

### Advice

足関節底屈筋はハムストリングスと筋連結をしており，力学的には大腿四頭筋と筋バランスを保つことになる．これら一連の関係に協調性が維持できた場合に正常と判断できる．一方で，この関係が崩れた場合，体幹支持の土台となる腰部に様々な影響が及ぶと推測される．
例えば，足の踏み込み不足は下肢全体の機能に影響を及ぼして二次的に腰部の筋群に代償性収縮を強めて，筋緊張を高めることになる．

### エキスパートの道 Road to Expert

下肢はクローズでの動きを基本としており，下肢底屈筋の筋力低下は筋連鎖から代償性に腰部に筋スパズムをもたらすことが考えられる．また内腹斜筋，腹横筋，多裂筋等のインナーマッスルに局所的な筋短縮や筋収縮能の低下を生じさせて，腰痛の発生要因となる．

仙腸関節

## 仙骨への手技 1
## 仙骨前傾（Nutation）への介入

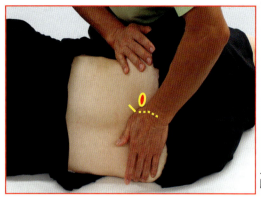

上後腸骨棘（赤○）とその内側にある仙腸関節の位置を把握する（点線）

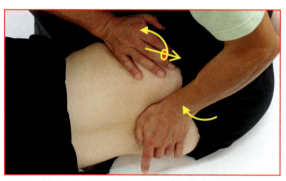

腸骨に対する仙骨の前方へのおじぎ運動（ニューテーション）を行う（前方に約1.3～1.5°）．骨盤は後傾・インフレアを誘導する

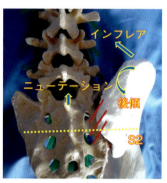

仙骨のおじぎ運動はS2の高さを軸（点線）として行われる

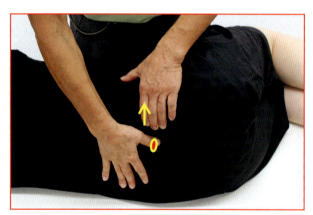

仙骨上部を離開させる．
実際には離開は極めて少ないと考えられ，後仙腸靱帯が伸張されるような操作を加えることになる

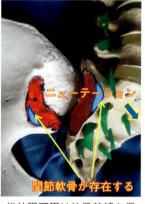

後仙腸靱帯は仙骨前傾を保持する上で重要である．即ち，後仙腸靱帯は仙骨の後傾を妨げることになる

### Advice

仙腸関節に用いられる手技の多くは仙骨の前傾と考えている．よって，ここでは仙骨の前傾に有効となる手技を紹介する．

仙骨の前傾操作は側臥位で骨盤（腸骨稜）を安定させて固定し，他方の手で仙骨の上縁を前方に押し込むとよい．

この場合の仙骨の回転軸は第2仙骨稜を通る水平軸であり，押し込む範囲は皮膚の移動を含めて数mm程度でよい．大きな動きは必要なく，後仙腸靱帯が伸張される程度で良い．

仙腸関節の痛みの多くは後仙腸靱帯に由来するといえる（村上）．

### エキスパートの道
Road to Expert

　仙骨は左右の腸骨稜の間にあって骨盤の"かなめ石"となっている．仙腸関節の前後には強靱な靱帯があるため，その可動域は微々たるものである．しかし，仙骨は骨盤に対して前後（S2の水平線を軸とする）にわずかに回転し，さらに上下に斜め方向に走る2本の軸を回転軸としている．若年者では仙腸関節にわずかに可動性が認められることから仙骨の回転が期待できるが，中高齢者では次第にその動きを消失させるため，仙腸関節へのアプローチは，若年者に対するケースとは異なることを理解すべきである．

## 仙骨への手技2
## 骨盤前傾と骨盤インフレアへの介入

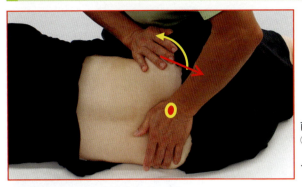

前方に立ち仙骨を固定する（赤○）．他方の手で骨盤を後傾させ（赤矢印）ASISを正中線に向けて内方に押し込む（黄色矢印）

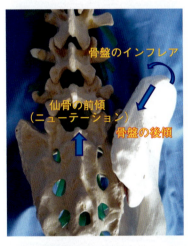

仙骨の前傾時，仙腸関節の包内運動としては骨盤の後傾・インフレア（in-flare）が生じている

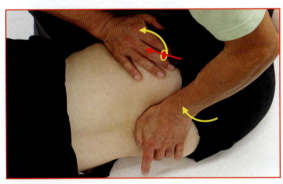

高齢者では適応になりにくいが，必要ならば骨盤前傾（赤矢印）にインフレアを加えることがある

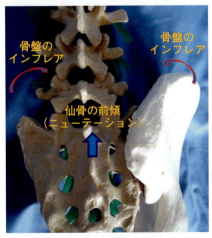

骨盤の両ASISを正中線（内方）に向けて締め付けると仙骨は前傾に向かう

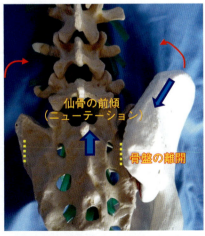

仙腸関節の離開（仙骨と腸骨の離開）は仙骨の前傾を誘導できる

### Advice

仙骨の前傾・後傾をあわせた包内運動の可動域は約3°である．
骨盤後傾時（仙骨は前傾）にはASISはインフレアを生じる（包内運動）．また，仙腸関節の離開（引き離し）は仙骨の前傾に効果的と考えられるため，併せて用いられる．

### エキスパートの道
Road to Expert

仙腸関節に可動性がある場合，仙骨の前傾時に骨盤後傾とインフレアが生じている．しかし，高齢者では仙腸関節の癒合によって動きが期待できず，この考え方は当てはまらない．

# 仙腸関節

## 仙骨への手技3
## 仙骨前傾と多裂筋自動運動の介入

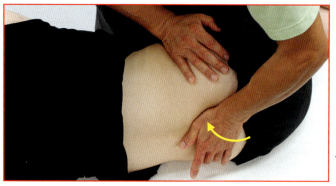

仙骨のニューテーションを行う

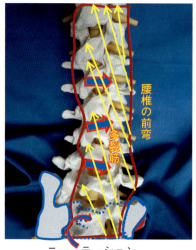

多裂筋は仙腸関節面の内側に位置しており，多裂筋の収縮は腰椎を前弯させて仙骨を前傾させる

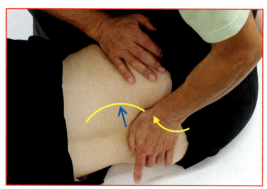

ニューテーションと同時に腰椎を自主的に反らせることで多裂筋の自動運動を誘導する

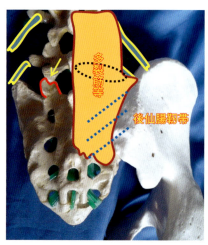

多裂筋の弱化は仙腸関節の安定性を低下させ後仙腸靭帯に過剰な負担を強いることになる

### Advice

仙骨の前傾・後傾はS2を通る水平線で行われる．前傾は，側臥位で骨盤（腸骨稜）を固定して仙骨上縁を前方に押し込む．一方，上記の操作に加えて腰椎を反らせる自動運動を行わせるとよい．

これを繰り返すことで仙骨の前傾と多裂筋の自動収縮を自覚させることができる．

### エキスパートの道 Road to Expert

仙腸関節に用いるテスト法：代表的なものに，ゲンスレンテスト（Gaenslen's test），パトリックテスト（Patrick test），ニュートンテスト（Newton test）があるが，パトリックテストは股関節症状と仙腸関節症状に分けて評価することが重要である．

多裂筋の弱化は仙骨に後傾をもたらして後仙腸靭帯にストレスを強いる．また後仙腸靭帯には侵害受容器が分布していて発痛源になる（村上）ことから，多裂筋の強化は極めて重要といえる．

## 仙骨への手技 4
## 骨盤前傾とSLRの改善への介入

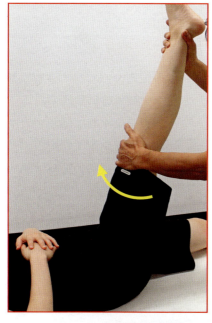

ハムストリングスのうち，ここでは大腿二頭筋のSLRを示している．すなわち，下肢内旋位でのストレッチを行っている

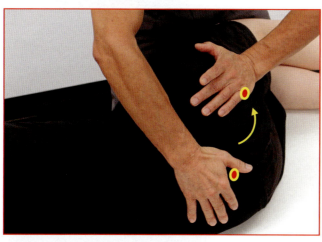

仙結節靭帯のストレッチは，股関節屈曲位で仙骨下部を固定して坐骨結節を下・外側方向に引き離す

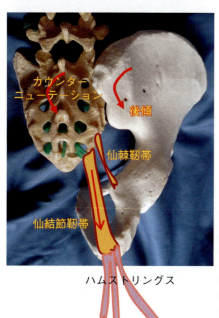

ハムストリングスの短縮は坐骨結節を介して骨盤を後傾させ，さらに仙結節靭帯を介して仙骨を後傾させる．骨盤後傾と仙骨後傾の相対的な動きの差が仙骨の動きとなるが，結果的に仙骨の前傾を妨げることになり，ハムストリングス（特に大腿二頭筋）と仙結節靭帯のストレッチが用いられる

### Advice

SLRの減少は骨盤を後傾させる．さらに，仙結節靭帯を介して仙骨下端を下外方に引き下げることから仙骨の前傾は障害されることになる．

仙骨の前傾を障害する因子として，上記以外に多裂筋の筋力低下や収縮能の低下，梨状筋の短縮等（次項参照）が挙げられる．

### エキスパートの道
#### Road to Expert

仰臥位で自動SLRに短縮や伸張痛がある場合，骨盤後傾の発生が推測できる．さらに，仙骨の前傾を妨げることが考えられ，この場合は左右の仙結節靭帯を触知して緊張状態を比較する必要がある．

仙結節靭帯に緊張や硬さが感じられれば，その部分を伸張することになる．

仙腸関節

## 仙骨への手技 5
## 骨盤後方の梨状筋への介入

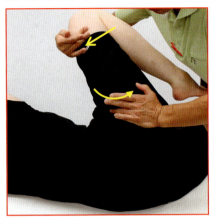

股関節屈曲60〜90°以上での梨状筋のストレッチ法は，股関節の屈曲・外転・外旋をゆっくりと行う

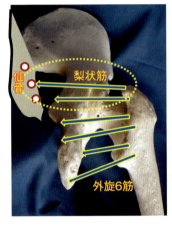

外旋6筋を示す．仙骨の裏面から大転子上部に向けて梨状筋が走行する．
外旋6筋の短縮は大腿骨を外旋方向に向かわせる

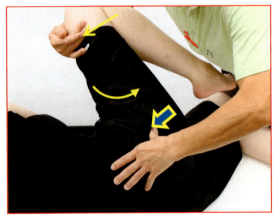

この肢位（股関節の屈曲・外転・外旋位）で大転子の梨状筋停止部を直圧する

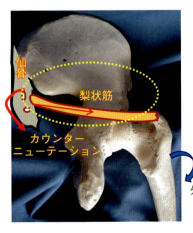

特に，梨状筋の短縮は股関節を外旋させる以外に，仙骨を後下方に牽引して仙骨の前傾を妨げる

### Advice

骨盤後方に位置する外旋6筋は大腿骨の外旋筋であると同時に梨状筋は仙骨を後傾させる作用を併せ持つ．よって，梨状筋の短縮は仙骨の前傾障害となる．

必要に応じて外旋6筋にストレッチ（SS, DS, HRS）を加えることで仙骨の前傾（ニューテーション）を期待できる．

### エキスパートの道 Road to Expert

仙腸関節の動きを確認する方法：正常では片脚立位（90°屈曲位）時に屈曲側の骨盤は後傾する．仙腸関節障害ではその方向に動きが生じないことから判断できる．

股関節は伸展で外旋に作用する筋が多く，これらの筋に短縮が生じると立脚時に仙骨の前傾が障害される．一方，屈曲60°以上では内旋に作用する筋が多くなる（習慣的機能の転倒）．

# 仙骨への手技6
## 仙骨後傾（counter- Nutation）への介入

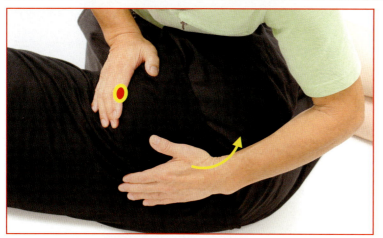

腸骨上部を固定，仙骨下部を下方に押し込み仙骨を起こす操作をする

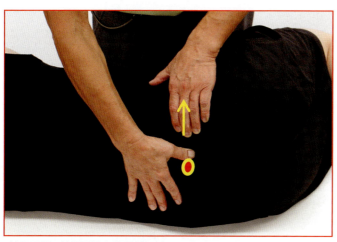

仙骨下部で仙腸関節を離開させる

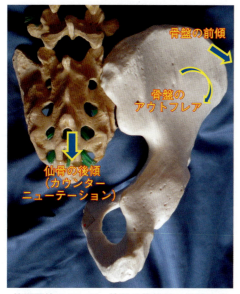

仙腸関節において，仙骨の後傾時に骨盤は相対的に前傾してアウトフレアを生じる

### Advice

仙骨の前傾が明らかに症状をつくっている場合，仙骨の後傾を誘導することがあるが，その機会は少ないと考えている

### エキスパートの道
Road to Expert

　仙骨後傾へのアプローチは臨床上必要性が少なく，あまり使われることはないと捉えている．

# 参考資料

- 寺田春水, 他：解剖実習の手びき　第11版. 南山堂, 2004.
- 信原克哉：肩その機能と臨床　第4版. 医学書院, 2012.
- 林典雄, 他：整形外科運動療法ナビゲーション　上肢. メジカルビュー社, 2009.
- 林典雄, 他：整形外科運動療法ナビゲーション　下肢・体幹. メジカルビュー社, 2009.
- 橋本淳, 他：肩診療マニュアル　第3版. 医学書院, 2004.
- Diane Lee（訳：丸山仁司）：ペルビック・アプローチ. 医道の日本, 2010.
- 山嵜勉：整形外科理学療法の理論と技術. メジカルビュー社, 1998.
- 越智淳三　訳：解剖学アトラス. 文光堂, 1989.
- David W. Stoller：Magnetic Resenance Imaging in Orthopaedics and Sports Medicine[3rd] Vol 1. Lippincott Williams& Wilkins, 2007.
- David W. Stoller：Magnetic Resenance Imaging in Orthopaedics and Sports Medicine[3rd] Vol 2. Lippincott Williams& Wilkins, 2007.
- 竹内義享, 他：骨・関節の機能解剖. 医歯薬出版, 2015.
- 山田茂, 他：骨格筋. ナップ社, 1999.
- 紺野慎一：運動器の計測線・計測値ハンドブック. 南江堂, 2012.
- 村上栄一：仙腸関節の痛み. 南江堂, 2012.
- L.A.Kapandji：カパンディ関節の生理学　上肢. 医歯薬出版, 1986.
- L.A.Kapandji：カパンディ関節の生理学　下肢. 医歯薬出版, 1986.
- L.A.Kapandji：カパンディ関節の生理学　体幹・脊柱. 医歯薬出版, 1986.
- Donald A. Neumann（訳：嶋田智明, 他）：筋骨格系のキネシオロジー. 医歯薬出版, 2012.
- 鳥巣岳彦, 他：標準整形外科学　第9版. 医学書院, 1993.
- 赤羽根良和, 他：鵞足炎におけるトリガー筋の鑑別検査. 理学療法ジャーナル, 46：175-179, 2012.
- 安藤亮, 他：肘関節痛. 関節外科, 28：128-139, 2009.
- 池田聡, 他：分子生物学的観点から見たストレッチと筋力増強. 総合リハ, 30：1065-1068, 2002.
- 泉水朝貴, 他：未固定標本による肩関節後方関節包の伸張肢位の検討. 理学療法学, 35：331-338, 2008.
- 市橋則明, 他：骨格筋研究：臨床におけるこれからのチャレンジ. 理学療法学, 37：552-556, 2010.
- 沖田実, 他：結合組織の構造・機能の研究と理学療法. 理学療法, 20：719-725, 2003.
- 北村歳男, 他：胸郭出口症候群. MB Orthop., 23：15-22, 2010.
- 熊井司：腱・靱帯付着部の構造と機能. 整・災外, 54：5-12, 2011.
- 越野裕太, 他：足関節背屈可動域と方向転換動作時の足関節背屈・内反, 足部方向角度との関係性. 体力科学, 61：487-493, 2012.
- 近藤正太：腰部機能障害に対する徒手理学療法. 理学療法学, 38：329-332, 2011.
- 斉藤昭, 他：変形性股関節症から見た仙腸関節. 関節外科, 23：87-93, 2004.
- 高木博, 他：膝前面痛（AKP）に対する保存療法. MB Orthop., 20：81-86, 2007.
- 高濱照, 他：肩関節疾患に対する理学療法. 理学療法学, 40：269-272, 2013.
- T Mochizuki, et al：Humeral Insertion of the Supraspinatus and Infraspinatus. L Bone Surg Am, 90：962-969, 2008.
- 中山裕子, 他：肩関節挙上角度と肩甲下筋の筋活動の関係. 理学療法学, 35：292-298, 2008.
- 中村蓼吾, 他：遠位橈尺関節. 関節外科, 22：38-44, 2003.
- 浜西千秋, 他：慢性腰痛と体幹筋（コルセット筋）の筋力低下. J. Spine Res. 2：1088-1092, 2011.
- 藤沢幸三, 他：Heberden 結節. 関節外科, 22：81-85, 2003.
- 松本秀男：膝蓋大腿関節の解剖・機能解剖. MB Orthop., 13：1-6, 2000.
- 村上栄一, 他：仙腸関節障害に伴う下肢症状. 臨整外, 45：711-714, 2010.
- 村木孝行：Stiffness の視点からみた筋と関節の評価. 理学療法学, 37：654-657, 2010.
- 山下敏彦：ストレッチングの理論的根拠. 整形・災害外科, 48：449-454, 2005.

# 索引

## あ
アライメント ……… 20

## い
インターナルインピンジメント
……… 14, 45
イントリンシックマッスル ……… 16
インナーマッスル ……… 5

## う
烏口肩峰アーチ ……… 12
烏口上腕靭帯 ……… 30
烏口腕筋 ……… 22
運搬角 ……… 15

## え
エンドフィール ……… 5
腋窩腔 ……… 31
腋窩神経 ……… 23
円回内筋症候群 ……… 74
遠位手根列 ……… 65
遠位橈尺関節 ……… 55, 56, 66
遠心性収縮 ……… 36

## お
オーバーテスト ……… 105
横突棘筋 ……… 24

## か
カウンターニューテーション …… 10
下位胸椎 ……… 9
下位頸椎 ……… 9
下脛腓関節 ……… 115
鵞足炎 ……… 104
鵞足滑液包炎 ……… 23
回転 ……… 4, 5
外在筋優位肢位 ……… 17
外旋6筋 ……… 24, 84
外側腋窩隙 ……… 23
外側三角部 ……… 15
外側上顆炎 ……… 57
外反母趾 ……… 125, 126
外腹斜筋 ……… 24
肩関節後方構成体 ……… 46
肩関節前方構成体 ……… 47

## き
関節上腕靭帯 ……… 30, 31
関節包靭帯 ……… 12
関節包内運動 ……… 4
ギヨン管 ……… 77
臼蓋上腕リズム ……… 13
距骨 ……… 21
距骨体 ……… 114
距踵関節 ……… 21
狭搾性腱鞘炎 ……… 70
胸鎖関節 ……… 12, 28
胸腰筋膜 ……… 9, 140
棘下筋 ……… 22, 36
棘果長 ……… 11
棘鎖角 ……… 12
棘上筋 ……… 22
棘上筋腱炎 ……… 41
棘突起－上角間距離 ……… 7
近位手根列 ……… 64, 65
近位橈尺関節 ……… 55, 56
筋腱複合体の意義 ……… 8
筋膜 ……… 7

## く
クリニカルリーズニング ……… 2
クレイグテスト ……… 19
グラスピングテスト ……… 105
屈筋支帯 ……… 76

## け
ゲンスレンテスト ……… 150
脛腓関節 ……… 21
頸椎 ……… 9
頸椎横突起 ……… 9
肩甲下滑液包 ……… 26
肩甲下筋 ……… 22, 27, 47
肩甲挙筋 ……… 23, 32
肩甲胸郭関節 ……… 13
肩甲棘－上腕骨間角 ……… 13, 22
肩甲骨上方回旋 ……… 43
肩甲骨面 ……… 12
肩甲上腕リズム ……… 13
肩鎖関節 ……… 13, 29
肩峰下インピンジメント ……… 14, 41
肩峰下滑液包炎 ……… 25, 41

## 
肩峰骨頭間距離
……… 7, 14, 25, 39, 40, 41
腱画 ……… 24
腱鞘 ……… 17
腱板疎部 ……… 12
腱板損傷 ……… 25, 40

## こ
ころがり ……… 4, 5
広背筋 ……… 22, 48
交叉性腱鞘炎 ……… 73
後斜角筋 ……… 50, 51
後方通路 ……… 14
骨運動 ……… 4
骨盤後傾 ……… 82
骨盤前傾 ……… 82

## さ
サルコペニア ……… 5, 6
三角筋後部線維 ……… 23
三角線維軟骨複合体 ……… 16, 17
三角豆状関節 ……… 77

## し
ショーバーテスト ……… 10
ジョイントディステンション …… 26
軸回旋 ……… 4
膝窩筋 ……… 89, 101
膝窩部痛 ……… 100
膝蓋下脂肪体 ……… 19
膝蓋大腿部疼痛症候群 ……… 109
膝関節前方痛 ……… 109, 110
斜角筋症候群 ……… 49
手外筋 ……… 18
手技療法 ……… 1
手根管症候群 ……… 75
手根中央関節 ……… 65
手内筋 ……… 18
舟状骨 ……… 71
小円筋 ……… 36
小胸筋 ……… 22, 34
掌側板 ……… 16
上位胸椎 ……… 9
上位頸椎 ……… 9
上腕二頭筋長頭腱 ……… 23
上腕二頭筋長頭腱炎 ……… 25

## す

スカルパ三角 ……………………… 18
スクリューホームムーブメント … 93
スクリューホームムーブメント障害
…………………………………… 111
スクワッティングテスト ………… 105
ストレッチ ………………………… 32
スローカムテスト ………………… 94
すべり ………………………… 4, 5

## せ

ゼロポジション ……………… 13, 14
静止期 ……………………………… 28
静的視診 …………………………… 3
静的触診 …………………………… 3
仙骨後傾 ………………………… 153
仙骨前傾 ………………………… 148
仙腸関節 …………………… 10, 83
前距腓靭帯損傷 ………………… 120
前鋸筋 …………………… 23, 38
前斜角筋 …………………… 49, 50
前方通路 ………………………… 14
前腕屈筋共同腱 ………………… 62
前腕伸筋共同腱 ………………… 60

## そ

鼠径靭帯 ………………………… 80
僧帽筋下部線維 …………… 22, 33, 37
僧帽筋中部線維 ………………… 35
足根洞 ……………………………… 21

## た

ダイヤルテスト …………… 94, 112
多裂筋 …………………… 9, 24
大腿筋膜張筋 …………………… 23
大腿四頭筋 ……………………… 23
大転子滑液包 …………………… 18
大殿筋 ……………………………… 23
第 2 肩関節 ……………………… 13

## ち

地域包括ケアシステム …………… 1
中間通路 ………………………… 14
中斜角筋 ………………………… 50
中殿筋 ……………………………… 23
肘外偏角 ………………………… 15
肘部管 …………………………… 15
腸脛靭帯炎 ……………………… 105
腸恥滑液包 ……………………… 18
腸腰筋 …………………… 9, 23

## つ

腸腰靭帯 ………………………… 146

椎骨動脈テスト ………………… 127

## て

デュシェンヌサイン ………… 23, 86
転子果長 ………………………… 11

## と

トーマステスト ………………… 144
トレンデレンブルグサイン … 23, 86
ドケルバン病 …………………… 70
撓骨頭 …………………………… 58
撓骨手根関節 …………………… 65
動的視診 …………………………… 3
動的触診 …………………………… 3

## な

内在筋優位肢位 ………………… 17
内側上顆炎 ……………………… 61
内転筋管 ………………………… 96
内転筋群 ………………………… 24
内腹斜筋 ………………………… 24

## に

ニアーテスト …………………… 41
ニューテーション ……………… 10
ニュートンテスト ………… 11, 150

## ね

猫背 …………………… 23, 34
捻挫 ……………………………… 119

## は

ハイアークサイン ………… 13, 14
ハムストリングス ……………… 24
ハンター管 ……………………… 96
バイトブレヒト孔 ………… 12, 26
パトリックテスト ……………… 150
馬尾神経 ………………………… 146
薄筋 ……………………………… 23

## ひ

費用対効果 ……………………… 1
肘下がり …………………… 22, 27, 48
肘伸展テスト …………………… 38

## ふ

フォースカップル ………… 14, 40
フローゼの腱弓 ………………… 15

## ふ（プ）

プーリー運動 …………………… 42
腹横筋 …………………………… 24
腹直筋 …………………………… 24
複合的外転テスト ………………… 7
分裂膝蓋骨 ……………………… 98

## へ

ヘバーデン結節 ………………… 79
扁平足 …………………… 122, 123

## ほ

ホーキンステスト ……………… 41
母指の掌側外転 ………………… 69
母指の撓側外転 ………………… 68
包内運動 …………………… 5, 20
縫工筋 …………………………… 23

## ゆ

癒着性関節包炎 ………………… 25
有痛弧 …………………………… 14

## よ

腰仙関節 …………………… 9, 24
腰痛 ……………………………… 136
腰方形筋 …………………… 24, 143
翼状肩甲 ………………………… 38

## ら

ラテラルスラスト ……………… 93

## り

臨床推論 …………………………… 3

## る

ルシュカ関節 …………………… 9

## ろ

ローテーターインターバル ……… 45
ロッキング ……………………… 78

## わ

腕尺関節 ………………………… 52

## A

AHI（acromio-humeral interval）
……………… 7, 14, 25, 39, 41
axial rotation …………………… 4

## B

ball roll …………………… 4, 5

— 156 —

## C

clinical reasoning ......... 2
combined abduction test ......... 7
Craig's test ......... 19

## D

de Quervain 病 ......... 70
dial test ......... 112
Duchenne sign ......... 23

## E

elbow extension test ......... 37
elbow push test ......... 37
extrinsic muscles ......... 18
extrinsic plus hand ......... 18

## F

force couple ......... 14, 40
Frohse の腱弓 ......... 15

## G

Gaenslen's test ......... 150
gliding ......... 4, 5
grasping test ......... 105

## H

Hawkins test ......... 41
high arc sign ......... 29
horizontal flection test ......... 7

## I

inflare ......... 11
internal impingement ......... 45
intrinsic muscles ......... 18
intrinsic plus hand ......... 18
intrinsic shoulder pain syndrome
......... 25
ISPS ......... 25

## J

joint distension ......... 12, 26

## L

lateral thrust ......... 93
Lumbar hip knee syndrome ......... 141

## N

Neer test ......... 41
Newton test ......... 11, 150

## O

Ober test ......... 105
outflare ......... 11

## P

painful arc ......... 45
patello-femoral pain syndrome
......... 109
Patrick test ......... 150

P-A テスト ......... 10, 136
PLF（posterior lumbar flexibility）
test ......... 141
post-rotational glide ......... 14
pre-rotational glide ......... 14

## R

rolling ......... 4
rotational glide ......... 14
rotator interval ......... 45

## S

scaption ......... 12, 13
Schober test ......... 10
screw home movement ......... 93
setting phase ......... 28
sliding ......... 4
spine-superior angle distance ......... 7
spinning ......... 4, 5
squatting test ......... 105

## T

terminal pain ......... 29
TFCC ......... 16
Thomas test ......... 144
Trendelenburg sign ......... 23

## W

weitbrecht 孔 ......... 12
wing scapula ......... 38

【著者略歴】
竹内義享
1997年　医学博士（現・福井大学医学部）
2000年　帝京大学短期大学助教授
2002年　帝京大学短期大学教授
2003年　明治鍼灸大学リハビリテーション科助教授
2004年　明治鍼灸大学医療技術短期大学部教授
2005年　明治鍼灸大学保健医療学部教授
2008年
　～　　明治国際医療大学保健医療学部教授
2013年
（資格）柔道整復師，鍼灸師，理学療法士

| カラー写真で学ぶ<br>機能解剖学に基づく手技療法 | ISBN978-4-263-24071-7 |
|---|---|
| 2016年 8月10日　第1版第1刷発行 | |
| 2017年10月20日　第1版第3刷発行 | |

著　者　竹　内　義　享
発行者　白　石　泰　夫
発行所　医歯薬出版株式会社

〒113-8612 東京都文京区本駒込1-7-10
TEL.（03）5395-7641（編集）・7616（販売）
FAX.（03）5395-7624（編集）・8563（販売）
https://www.ishiyaku.co.jp/
郵便振替番号　00190-5-13816

乱丁，落丁の際はお取り替えいたします　　印刷・三報社印刷／製本・愛千製本所
© Ishiyaku Publishers, Inc., 2016. Printed in Japan

本書の複製権・翻訳権・翻案権・上映権・譲渡権・貸与権・公衆送信権（送信可能化権を含む）・口述権は，医歯薬出版（株）が保有します．
本書を無断で複製する行為（コピー，スキャン，デジタルデータ化など）は，「私的使用のための複製」などの著作権法上の限られた例外を除き禁じられています．また私的使用に該当する場合であっても，請負業者等の第三者に依頼し上記の行為を行うことは違法となります．

JCOPY ＜（社）出版者著作権管理機構　委託出版物＞
本書をコピーやスキャン等により複製される場合は，そのつど事前に（社）出版者著作権管理機構（電話03-3513-6969，FAX 03-3513-6979，e-mail：info@jcopy.or.jp）の許諾を得てください．

# 医歯薬出版の好評図書

## カラー写真で学ぶ
## 骨・関節の機能解剖

◆竹内義享／田口大輔　著
◆A4判　170頁　定価（本体4,000円＋税）　ISBN978-4-263-24255-1

●多数の鮮明なカラー写真やCG画像を用いて，関節を構成する骨の形態，運動の方向，筋の形状など，骨・関節の機能解剖をわかりやすく示した入門書．

## カラー写真で学ぶ
## 運動器疾患のみかたと保存的治療

◆竹内義享／田口大輔　著
◆A4判　184頁　定価（本体3,800円＋税）　ISBN978-4-263-24239-1

●日常臨床でよく目にする頭部・体幹，上肢，下肢の主要疾患について，鮮明なカラー写真に基づいて説明した保存療法のための入門書．

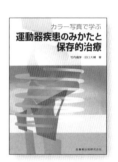

## カラー写真で学ぶ
## 四肢関節の触診法

◆竹内義享／大橋　淳／上村英記　著
◆A4判　154頁　定価（本体3,800円＋税）　ISBN978-4-263-24212-4

●コメディカルスタッフのために，四肢の触診法を鮮明なカラー写真とわかりやすいシェーマを多数使ってまとめた好評の臨床書．

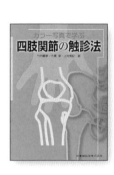

## 写真で学ぶ
## 四肢関節のキャスト法

◆竹内義享／澤田　規　著
◆A4判　128頁　定価（本体2,800円＋税）　ISBN978-4-263-24198-1

●整形外科医師，柔道整復師のために，運動器の動きを抑制するための固定法について，とりわけ四肢の新たな固定法を中心にわかりやすい写真を提示しながら解説．

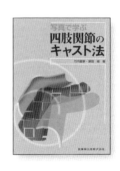

## カラー写真で学ぶ
## 実践スポーツ障害のみかた
### 触診からのアプローチ

◆武田康志／竹内義享／上村英記／堀口忠弘　著

●コメディカルスタッフのために，四肢の触診法を鮮明なカラー写真とわかりやすいシェーマを多数使ってまとめた好評の臨床書．

■**上肢・体幹編**　◆A4判　134頁　定価（本体4,200円＋税）
　　　　　　　　　　ISBN978-4-263-24267-4
■**下肢編**　◆A4判　152頁　定価（本体4,400円＋税）
　　　　　　　ISBN978-4-263-24268-1

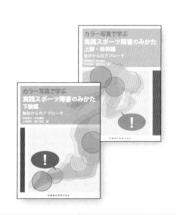

医歯薬出版株式会社　〒113-8612 東京都文京区本駒込1-7-10　TEL03-5395-7610　FAX03-5395-7611　http://www.ishiyaku.co.jp/